Louis Vouzelle

La syphilis

Syphilis tertiaire et hérédo-syphilis

Elibron Classics
www.elibron.com

Elibron Classics series.

ISBN 0-543-78328-6 (paperback)
ISBN 0-543-78327-8 (hardcover)

This Elibron Classics Replica Edition is an unabridged facsimile of the edition published by Masson et Cie; Gauthier-Villars, Paris.

ENCYCLOPÉDIE SCIENTIFIQUE

DES

AIDE-MÉMOIRE

PUBLIÉE

SOUS LA DIRECTION DE M. LÉAUTÉ, MEMBRE DE L'INSTITUT

Ce volume est une publication de l'Encyclopédie scientifique des Aide-Mémoire ; L. ISLER, Secrétaire énéral, 20, boulevard de Courcelles, Paris.

N° 298 B

ENCYCLOPÉDIE SCIENTIFIQUE DES AIDE-MÉMOIRE
PUBLIÉE SOUS LA DIRECTION
DE M. LÉAUTÉ, MEMBRE DE L'INSTITUT.

LA SYPHILIS

SYPHILIS TERTIAIRE
ET
HÉRÉDO-SYPHILIS

PAR

le Dr VOUZELLE
Ancien Interne des Hôpitaux

PARIS

MASSON et Cie, ÉDITEURS,
LIBRAIRE DE L'ACADÉMIE DE MÉDECINE
Boulevard Saint-Germain, 120

GAUTHIER-VILLARS
IMPRIMEUR-ÉDITEUR
Quai des Grands-Augustins, 55

OUVRAGES DE L'AUTEUR PARUS
DANS LA COLLECTION DE L'ENCYCLOPÉDIE

I. Chancre et Syphilis secondaire.
II. Syphilis tertiaire et Hérédo-Syphilis.

SYPHILIS TERTIAIRE

Ce n'est point l'époque d'apparition seule qui motive l'expression de *tertiaire*, appliquée aux accidents que nous allons étudier.

Certes le plus souvent, les gommes, n'apparaissent pas avant la troisième année de la syphilis, après une période de rémission ou de silence plus ou moins nette ; parfois même, c'est après un arrêt de quinze et même vingt ans qu'elles font leur apparition. Mais souvent aussi elles coexistent et se superposent aux accidents des époques précédentes.

Ce serait donc là une bien faible base pour une classification, et ce n'est pas la vraie. La période tertiaire est bien, en effet, une phase distincte de la syphilis se traduisant par des accidents qui sont profondément différents.

Tandis que les localisations secondaires de la vérole affectent de préférence la peau et les muqueuses, très rarement les viscères, les lésions de la troisième période frappent indistinctement toutes les parties de l'organisme, partout où existe une parcelle de substance conjonctive, c'est-à-dire en tous les points du corps.

C'est que la lésion tertiaire est une lésion du tissu conjonctif, non plus une lésion simplement inflammatoire et de peu de durée, mais une altération profonde et durable.

Tantôt étendues et disséminées dans un même organe, ces altérations sont surtout comparables aux phlegmasies scléreuses ; tantôt mieux limitées et circonscrites, elles se rapprochent des néoplasies ; ce sont des scléroses nodulaires. Le mot gomme sert à les dénommer.

Ces deux variétés, différentes seulement dans la forme, ont le même point de départ et la même structure.

On considère, dans leur développement, quatre périodes qui sont : la phase de *formation* ou de crudité, la phase de *ramollissement*, la période d'*ulcération* et celle de *réparation*. Ce processus qui est le même pour toutes les gommes, quel que soit leur siège, est facile à suivre sur les gommes sous-cutanées. A la première phase, ces gommes nullement douloureuses se découvrent par hasard. Le malade s'aperçoit de la présence d'un nodule arrondi ou un peu aplati, siégeant profondément sous la peau. Ce nodule, qui peut se déplacer latéralement, est dur, indolore, même à la pression, sauf dans les cas où il comprime un tronc ou un filet nerveux. Peu à peu le volume s'accroît pour atteindre en diamètre une moyenne de 10 à 15 millimètres, parfois beaucoup plus. L'évolution peut se faire en quelques semaines, en plusieurs mois dans certains cas. Elle est toujours apyrétique, sans phénomènes réactionnels. Alors que la tumeur se ramollit, elle devient pâteuse, puis diffluente ; la substance solide de la gomme vient de se liquéfier.

Bientôt, si l'on a affaire à une gomme sous-cutanée, la peau rougit, s'enflamme, puis s'amincit et se perfore.

Par l'orifice ainsi formé, s'échappe d'abord une très petite quantité de liquide puriforme ou gommeux et c'est tout. La gomme, une fois ouverte, ne se vide pas comme un abcès. Le tissu conjonctif enflammé qui, nous le verrons, constitue la substance de la gomme, reste en place, adhérent par sa partie profonde au tissu cellulaire avoisinant. Cette sorte de *bourbillon* ne s'en ira que peu à peu en débris filamenteux en même temps que le liquide puriforme produit par les parois de la caverne gommeuse.

Une fois que l'escarre désagrégée s'est éliminée, la période d'ulcération commence. On se trouve alors en présence d'une perte de substance circulaire à fond irrégulier, raviné, à bords adhérents, découpés comme à l'emporte-pièce, à pic, en falaise, avec une auréole rouge ou brun foncé au pourtour. Quand l'élimination est terminée, la réparation commence ; le fond se déterge, se couvre de bourgeons qui ne tardent pas à emplir la cavité qui se comble et très rapidement la cicatrisation est complète.

La cicatrice de la gomme est déprimée et profonde, blanche au centre, brune à la périphérie, parfois adhérente aux tissus sous-jacents, voire aux os. Dans ce dernier cas, on observe des inégalités, des reliefs dus à une périostite ou périostose avoisinante.

ANATOMIE PATHOLOGIQUE ET HISTOLOGIE

Nous avons dit que la lésion gommeuse siégeait toujours dans le tissu conjonctif. Or, si l'on examine ce tissu à un fort grossissement, on s'aperçoit que les faisceaux qui le constituent, sont séparés, isolés les uns des autres par des rangées de cellules rondes disposées avec régularité. Ces cellules arrondies embryonnaires forment autour des vaisseaux de véritables manchons. En se multipliant, elles dissocient les faisceaux conjonctifs qui, amincis peu à peu, voient leurs fibres élastiques s'altérer, se fragmenter, et se réduire enfin en détritus granuleux (Balzer). Contrairement à l'avis de Balzer, Cornil soutient que les fibres élastiques seules restent indemnes. Cette néoformation abondante, surtout autour des vaisseaux, ne tarde pas à déterminer une compression de plus en plus étroite qui rétrécit de jour en jour leur calibre déjà obstrué par la desquamation et la prolifération de leur endothélium. On voit alors les globules blancs s'accumuler aux points obstrués et la fibrine se coaguler. Le circulation finit par être entravée sur le territoire attaqué, la nécrose survient. Baignés dans la lymphe, les éléments mortifiés se rassemblent en amas, et, bientôt privés de leurs noyaux désagrégés, se transforment en granulations.

Dans une gomme en voie de formation, on peut observer les deux états que nous venons de décrire.

« La partie centrale est formée d'éléments caséeux, dégénérés ; cellules transformées en gouttelettes graisseuses et pigmentaires ; globules désagrégés, fibres élastiques en désintégration, granulations colloïdes. Tout autour est un tissu de prolifération pouvant aller en certains points jusqu'à la sclérose, un grand nombre de cellules rondes à noyau très coloré par le carmin, mêlés à des fibres conjonctives ; on peut encore y trouver, mais plus rarement, quelques cellules géantes » Julien .

A côté de cette altération *circonscrite*, la gomme, existe le *syphilome diffus* dont nous avons déjà parlé. Cette lésion se caractérise par une induration uniforme, non œdémateuse, mal limitée des couches sous-dermiques ou avec coloration rouge violacé des téguments qui sont durs, rigides, adhérents. Leur siège de prédilection est à la face et à la racine du membre supérieur.

Dans ces cas, fort souvent la lésion s'arrête à la phase d'infiltration et n'en arrive pas à la période de ramollissement. Elle est alors remplacée par une sorte de tissu cicatriciel formant, à son niveau, des sillons et des dépressions plus ou moins profondes.

Examiné en lui-même, l'accident tertiaire est sujet à des variétés. Il varie de nombre, de groupement. On a décrit des variétés fibreuses, caséeuses, gélatineuses, graisseuses. Ce sont là des distinctions sans importance.

La forme signalée par Mauriac sous le nom d'*érythème noueux syphilitique* mérite une description à part.

La lésion, dans ces cas, prend l'aspect d'une tumeur ovoïde, d'une infiltration sous-cutanée, qui, d'apparence phlegmoneuse, est pourtant franchement résolutive et ne suppure jamais.

Ces nodules sont, à la périphérie, de couleur rosée et, au centre, d'un rouge sombre qui ne disparaît pas à la pression. Tout autour, le derme paraît enflammé. En certains points, les nodosités souvent très confluentes, donnent aux tissus, un aspect boursouflé, œdémateux, et la peau devient luisante. Dans d'autres cas, la peau n'est nullement influencée et les nodules sont parfaitement mobiles dans le tissu cellulaire sous-cutané. Si l'on ajoute que cette éruption s'accompagne le plus souvent de fièvre, de douleurs rhumatoïdes souvent musculaires survenant surtout la nuit, on concevra qu'il est parfois difficile de diagnostiquer ces lésions de l'*érythème noueux* vrai. Il existe entre eux une différence capitale ; l'amas dur de matière plastique qui constitue la tumeur spécifique est d'ordinaire beaucoup plus étendu que la tache violacée de la peau, au contraire de ce que l'on observe dans l'érythème noueux non syphilitique. De plus, les anamnestiques mettent sur la voie en permettant de retrouver une syphilis datant déjà de quatre à six mois, rarement plus, c'est là un accident tertiaire fort précoce. Cette sorte d'accident, dont la durée est de trente à quarante jours, récidive souvent.

Les états diathésiques antérieurs peuvent aussi imprimer à l'accident tertiaire un cachet tout particulier ; c'est ainsi que la scrofule fera de la gomme une ulcération à tendance phagédénique pouvant suppurer indéfiniment et se recouvrir d'épaisses croûtes qui en modifient complètement le caractère.

Le cancer peut se juxtaposer à la syphilis, et créer des ulcérations qui participeront à la fois, de l'une et de l'autre.

Il nous reste maintenant à examiner la gomme dans les modifications que peuvent lui imprimer les divers organes sur lesquels elle se manifeste, tant au point de vue de l'aspect qu'elle peut revêtir que des symptômes fonctionnels auxquels elle peut donner lieu.

Il semble prouvé que fort souvent la syphilis tertiaire, dans son évolution, frappe de prime abord les téguments pour ne s'attaquer que plus tard aux organes profonds, aux viscères. Or, non seulement au point de vue chronologique, mais même au point de vue anatomo-pathologique, on trouve parmi les lésions tégumentaires de véritables accidents de transition participant à la fois des caractères de la *syphilis secondaire* et de la *syphilis tertiaire*. Aussi, sera-ce par ces accidents des téguments que nous commencerons.

Le type de ces lésions bâtardes se trouve dans les *syphilides pustuleuses résolutives*.

SYPHILIDES PUSTULEUSES RESOLUTIVES

Elles consistent en une infiltration syphilomateuse de la peau avec sécrétion d'un liquide séro-purulent qui fuse à travers l'épiderme et y constitue une croûte. Après une durée plus ou moins longue, le néoplasme finit par se résoudre laissant une cicatrice qui ne s'efface jamais.

C'est par groupes arrondis que se présente cette lésion. La peau sous-jacente est infiltrée et de couleur vineuse.

La cicatrice forme des sortes de macules irrégulières de teinte cuivrée sur laquelle chaque pustule laisse une empreinte plus claire. Plus tard, la pigmentation disparaît, mais la peau reste amincie avec de petites dépressions cycliques.

Besnier a fait remarquer que, dans les cas où l'on a observé cette lésion qui, du reste, n'est pas très rare, le chancre primitif n'avait pas présenté la moindre gravité.

SYPHILIDES PUSTULO-ULCÉREUSES

Cette forme d'éruption est plus franchement tertiaire que la précédente. Elle peut, au début, se présenter sous la forme d'impétigo ; c'est alors une tache rouge qui ne tarde pas à se hérisser de petites pustules qui se rompent donnant lieu à une croûte jaunâtre. D'autres fois, on croit avoir affaire à de l'ecthyma. De grosses pustules apparaissent entourées d'une zone d'un rouge sombre. Le pus ne tarde pas à se concréter à leur surface, constituant une carapace brune et bombée au centre.

Quand l'affection revêt la forme du *rupia*, le début se fait par une large ampoule séreuse ou séro-purulente. La croûte noire débute par le centre et s'accroît par couches concentriques, constituant bientôt une masse stratifiée semblable à une écaille d'huître.

Mais, quel que soit le début, sous la masse croûteuse se forme une ulcération profonde à bords nets taillés à pic. Le fond qui, le plus souvent, se trouve au-dessous du derme détruit, est grisâtre, déchiqueté et comme gangréneux. La fonte des tissus détermine une abondante sécrétion de pus qui s'accumule sous les croûtes.

Peu à peu cependant les croûtes tombent, le fond se déterge et bourgeonne ; la cicatrice est indélébile et profonde.

Ces pustules se développent de préférence à la face et au cuir chevelu si c'est à la forme impétigineuse que l'on a affaire, aux membres inférieurs dans les cas de rupia ou d'ecthyma. Au lieu de former des groupes circonscrits à forme arrondie et semi-lunaire, il est à remarquer que ces pustules restent souvent isolées et disséminées.

Lancereaux fait remarquer que ces syphilides qui ont une longue durée surviennent souvent tardivement et coexistent, en général, avec un dépérissement graduel des forces et un état de cachexie plus ou moins profonde, indice de l'existence simultanée de lésions viscérales.

Certaines éruptions peuvent donner lieu à quelque hésitation.

L'ecthyma cachectique simple qui s'observe chez l'enfant et le vieillard, ne donne lieu qu'à des ulcérations bien moins profondes et n'occupant guère que les membres inférieurs.

Dans la scrofulide pustuleuse, les croûtes ont une coloration noire ou blanchâtre et non verdâtre.

De plus, les ulcérations scrofuleuses ont des bords déchiquetés ; leurs cicatrices sont saillantes et rouges au lieu d'être déprimées et d'un blanc mat.

SYPHILIDES TUBERCULEUSES

On en distingue deux sortes : les unes, *résolutives*, les autres, *ulcéreuses*.

La syphilide tuberculeuse sèche ou résolutive, bien différente des syphilides papulo-tuberculeuses disséminées qui appartiennent à la période secondaire, est toujours circonscrite. Elle est caractérisée par des boutons durs, solides, d'un rouge violacé ou cuivré, plus ou moins saillants à la surface de la peau. On les a comparés au fruit du cassis.

Objectivement, le tubercule ne diffère de la papule, que par ce fait qu'il est plus gobuleux, de base moins étalée, de consistance plus ferme. Histologiquement, c'est une véritable gomme.

Il se termine pourtant d'ordinaire sans ulcération, par atrophie interstitielle du derme et formation d'une cicatrice indélébile fauve d'abord, blanche ensuite. L'évolution est toujours longue ; sa durée moyenne est de quatre à six mois.

Le plus souvent, l'éruption est circonscrite ; elle constitue des groupes figurant un cercle, un fer à cheval, plusieurs cercles concentriques.

L'aspect et la disposition varient, du reste, suivant le siège.

A la face, par exemple, au niveau des commissures, ce sont de petites nodosités superficielles, grosses comme une tête d'épingle, cette forme est un des types des lésions intermédiaires entre la seconde et la troisième période.

A la paume des mains, à la plante des pieds, l'éruption revêt l'aspect squameux, sorte de psoriasis, larges plaques écailleuses, cornées, à auréole cuivrée et reposant sur de petits nodules. Cette forme est beaucoup plus tenace et récidivante, et peut durer des années.

Il est des cas où le corps entier est couvert de gros nodules violacés siégeant surtout au niveau des membres inférieurs où ils affectent souvent la forme hémorrhagique.

Il en est d'autres où l'infiltration du derme par les tubercules, détermine une hypertrophie parfois si considérable que l'on en a fait une variété distincte sous le nom de *syphilide hypertrophique* ou *léontiasis syphilitique.*

L'augmentation de volume, entraîne une déformation analogue à celle de la lèpre ou de l'éléphantiasis ; ce sont de gros bourrelets superposés, séparés par des sillons transversaux.

Cette variété, dont le traitement finit par avoir

raison, se distingue aisément du véritable léontiasis, par l'absence de plaques d'anesthésie, l'intégrité de la sensibilité cutanée, la teinte rouge et non grise des tubercules.

Le diagnostic des formes habituelles des syphilides tuberculeuses est plus difficile, surtout quand elles siègent sur les régions pileuses de la face. Dans ces cas, on pourra penser à du *sycosis parasitaire* ; mais ce dernier est d'un rouge plus animé ; son siège précis est dans les follicules pileux. Le poil apparaît brisé et ne tarde pas à tomber grâce à la suppuration qui l'entoure.

Les cas de syphilides psoriasiformes ne pourront guère être confondus avec le psoriasis palmaire arthritique. Ce dernier, en effet, s'accompagne de picotements et de démangeaisons; les antécédents rhumatismaux font rarement défaut; le mercure enfin est inefficace.

SYPHILIDES TUBERCULO-ULCÉREUSES

Les *syphilides tuberculo-ulcéreuses* que nous allons maintenant étudier diffèrent des précédentes en ce qu'elles se terminent par ulcération.

Cet accident est très fréquent, il surviendrait dans le quart des cas de vérole tertiaire. Contrairement aux syphilides pustulo-résolutives ou crustacées, il serait l'apanage des véroles graves d'emblée.

Son époque d'apparition est fort variable ; elle semble nettement retardée par l'emploi du mercure dès le début de la syphilis. C'est au visage et aux membres inférieurs qu'apparaissent le plus souvent ces manifestations.

L'éruption débute par une poussée de tubercules rouges, durs, lisses, indolents, semblables aux tubercules secs ; mais bientôt les nodosités se ramollissent, s'ulcèrent, et le produit de leur sécrétion se concrète en une croûte épaisse, inégale et d'un vert noirâtre. Sous la croûte est une ulcération livide, à bords taillés à pic et durs, à fond sanieux. La perte de substance est profonde, attaquant toute l'épaisseur du derme. Les tissus voisins sont le siège d'un gonflement et d'une infiltration marqués.

Quand la guérison, toujours lente, survient, le fond bourgeonne et comble la cavité, laissant une cicatrice nacrée, irrégulière.

Mais, le plus souvent, surviennent des complications. Ce sont d'abord de simples inflammations déterminant de la rougeur, de l'empâtement œdémateux accompagné d'endolorissement, voire même de véritables douleurs.

Parfois, la peau se sphacèle, donnant une escarre noire et sèche ; c'est la forme gangréneuse. D'autres fois, on observe de la dermite, l'hypertrophie des papilles décrite surtout par les Allemands.

Mais la complication la plus constante est le *phagédénisme serpigineux* ou *térébrant.*

Le phagédénisme serpigineux s'étend en surface ; tantôt cette extension se fait sans aucune tendance à la cicatrisation ; d'autres fois, au contraire, la réparation commence d'un côté, tandis que l'éruption gagne de l'autre. La progression peut se faire par traînées ou par rayonnement, par élargissement des ulcères ou par développement de nouveaux tubercules au voisinage.

On conçoit quelles peuvent être les conséquences de telles lésions. Au visage, la destruction des tissus, associée au gonflement périphérique, lui donne un aspect hideux.

Dans certains cas, la face est envahie par des anneaux concentriques tuberculeux qui s'élargissent de plus en plus, laissant en arrière des surfaces cicatrisées. C'est l'état que l'on désignait sous le nom de *lupus syphilitique.*

Bien que les cicatrices laissées par la forme

serpigineuse des syphilides soient irrégulières et parcourues souvent par des brides nodulaires, elles sont peu difformes, car elles respectent le plus souvent une partie du derme.

Bien plus grave, au contraire, est la forme térébrante. Ce sont d'abord de simples tubercules enfoncés dans la peau, de manière à ne faire qu'une légère saillie, et qui s'ulcèrent comme dans les formes précédentes ; mais bientôt l'ulcération progresse, surtout en profondeur, détruisant tous les tissus qu'elle rencontre : os, cartilages, aponévroses. La lésion est d'ordinaire indolore, parfois pourtant, les douleurs sont atroces.

De même que la forme serpigineuse, la forme térébrante s'en prend le plus souvent à la face. C'est ainsi que le nez, les joues, les lèvres peuvent être détruits en quelques semaines. La *voûte palatine* est aussi *souvent atteinte et perforée*.

La durée peut varier de quelques mois à plusieurs années. La mort peut survenir succédant à des lésions viscérales ou à des complications variées (gangrène d'un membre, phlébite, etc.).

On conçoit quelles difformités peuvent laisser après elles de pareilles lésions, alors même qu'elles en arrivent à se cicatriser.

La syphilide tuberculeuse peut prêter à de nombreuses erreurs. On ne la confondra pas avec un ulcère, suite de lésions pustuleuses ; les bords de ce dernier sont moins relevés, moins saillants et moins durs ; sa croûte est plus régulière et plus compacte ; il siège enfin rarement à la face.

L'ulcère chancrelleux *phagédénique* ne siège guère à la face. Son pus se concrète rarement en croûtes ; il est inoculable au porteur. Ses bords sont décollés. On ne trouve enfin jamais de tubercules autour de lui.

Dans le *lupus*, les éléments ne sont pas circulaires, l'auréole n'a pas une teinte cuivrée. Les bords sont décollés, le fond bourgeonnant et fongueux. Le lupus conserve, en plus, une sorte de symétrie dans sa marche. Tout autour, on observe parfois de petits grains de milium (signe de Besnier). Les antécédents, du reste, mettent sur la voie.

L'*ulcère épithéliomateux* est une véritable tumeur, perceptible, alors même que l'ulcération s'est produite dans les bords qui forment un bourrelet saillant et dur. La peau avoisinante est saine et non pigmentée. L'épithélioma est, du reste, une affection de la vieillesse.

Le *carcinome* est une tumeur bourgeonnante et fongueuse à base d'une dureté ligneuse. Les ganglions concomitants ne laissent d'ailleurs aucun doute.

ONYXIS TERTIAIRE

Il est des cas où des lésions tertiaires analogues à celles que nous avons étudiées jusqu'ici, s'attaquent aux tissus périunguéaux déterminant des entamures, des ulcérations rebelles à tout traitement qui décollent la lame cornée et peuvent, dans certains cas, détruire complètement la matrice unguéale.

L'alopécie tertiaire est rare, elle est toujours partielle, car elle est toujours la conséquence d'une altération circonscrite du cuir chevelu, le plus souvent de la gomme.

EVOLUTION DES GOMMES CUTANÉES

Après avoir étudié les formes un peu particulières des accidents tertiaires du tégument externe, il nous faut étudier l'évolution de la gomme vraie tégumentaire. C'est à la jambe que nous l'étudierons. Les congestions dues à sa situation déclive, à la marche, aux varices plaies, les œdèmes, les eczémas sont autant de causes d'appel qui font de la jambe le siège de prédilection de la gomme. C'est surtout au-dessus du tiers moyen qu'elle siège de préférence. Sa bilatéralité est fréquente.

Les gommes peuvent être fort nombreuses. Une fois ramollies, elles apparaissent sous forme de trous innombrables, ne tardant pas à se réunir pour former un vaste ulcère à bords festonnés, à fond irrégulier, couvert de détritus bourbillonneux, avec parfois des ponts de peau saine. Une particularité propre à ces ulcérations est leur tendance à l'envahissement. Les aponévroses ne leur résistent pas ; ils vont jusqu'aux tibias, jusqu'aux gaines des péroniers ; ce sont de véritables ulcères perforants syphilitiques. Signalons encore l'hyperostose qui souvent s'associe à ces lésions.

Il est une autre complication due à un bourgeonnement excessif, c'est l'*ulcus elevatum tertiaire* (Verneuil). Les bourgeons peuvent, dans certains cas, dépasser de plusieurs centimètres la surface tégumentaire, constituant une véritable tumeur indolente, mollasse, non saignante, rappelant l'aspect du fongus bénin du testicule.

Les cicatrices de toutes ces altérations deviennent rarement la cause d'impotence ou de difformités. Les autres localisations tégumentaires de la gomme présentent peu de particularités.

Au thorax, elles peuvent, quand elles deviennent phagédéniques, détruire la paroi entière, nécroser les os et s'ouvrir dans le poumon, mais ce sont là choses rares. Au cou, on doit redouter le voisinage d'organes importants : trachée, œsophage. A la face, ce sont les cicatrices qui sont à craindre.

LÉSIONS DU PENIS

La lésion du pénis, la plus fréquemment observée, est la syphilide pustulo-crustacée. Lorsqu'elle évolue sous la forme localisée, elle ne présente pas de caractères bien particuliers. Mais quand il s'agit d'une néoplasie diffuse, il arrive que la résistance des tissus forme une sorte de cuirasse ; c'est la *verge de bois*.

Les *syphilides tertiaires ulcéreuses* simulent à s'y méprendre le chancre avec son ulcération circulaire ou ovale à fond lisse, vernissé, ses bords non décollés à base indurée. On les a nommées syphilides chancriformes ; et les pseudo-chancres indurés des syphilitiques de Fournier ne sont le plus souvent pas autre chose.

La syphilide tuberculeuse en nappe superficielle expose à la même erreur.

Le *tubercule circonscrit ulcéré*, simule plutôt la chancrelle : perte de substance profonde, bords taillés à pic, fond recouvert d'une fausse membrane jaunâtre, bourbillonneuse.

Tout, jusqu'à l'agglomération des ulcérations ressemble au chancre mou, et pourtant, à bien examiner, on remarque le plus souvent que l'entamure est trop profonde pour une simple chancrelle ; que le fond n'est pas aussi irrégulier, vermoulu, que celui du chancre mou ; du reste, quand il s'agit de ce dernier, les ulcérations se succèdent dans leur apparition, tandis que les nodules tuberculeux ont le même âge. Enfin, la chancrelle évolue plus rapidement, son pus est toujours inoculable au porteur ; elle s'accompagne le plus souvent d'adénite.

Les cicatrices que laissent les lésions que nous venons de voir peuvent, dans certains cas, former de véritables cavités à parois molles, souples, mais adhérentes, par leur fond, aux couches sous-jacentes.

La seule complication vraiment sérieuse de toutes ces lésions du pénis est le phagédénisme qui peut, dans certains cas, prendre les plus grandes proportions et simuler l'épithélioma.

La gomme du fourreau ne présente pas de caractères bien particuliers. Signalons pourtant la lymphite qui l'accompagne parfois et forme des cordons sur le dos de la verge.

La gomme des corps caverneux, le plus souvent, ne se traduit que par des troubles apportés dans le phénomène de l'érection. Elle est du reste rare.

Les gommes de l'urètre très rares, seraient cause de rétrécissements très marqués.

LÉSIONS DE LA VULVE, DU VAGIN ET DU COL UTÉRIN

Ce que nous avons dit sur les rapports des syphilides pustulo-ulcéreuses du pénis avec les chancres, s'applique en partie aux lésions de la vulve.

La *syphilide pustulo-ulcéreuse* au niveau de la vulve peut se traduire par des éléments se fusionnant en longues traînées, formant des bandes ulcérées étendues.

La *syphilide tuberculeuse* de la vulve se caractérise par son évolution rapide et sa tendance au phagédénisme et aux récidives.

Quant à l'hypertrophie limitée ou pseudo-éléphantiasis observé par Berkeley Hill, il est rarement donné de l'observer.

Si les ulcérations qui nous occupent sont rares au vagin, elles sont d'observation courante au niveau du col utérin. Ce sont des entamures à contours circinés, à fond blanchâtre ou jaunâtre, ne causant aucun trouble, et par suite, passant le plus souvent inaperçus.

Quant à la contagiosité de ces accidents, il semble qu'elle doit être la même que celle de tous les accidents tertiaires dont ils font partie.

Pourtant, certains auteurs font quelques réserves.

Nous avons dit que la syphilis tertiaire attaquait l'économie tout entière. La bouche est une des régions le plus souvent atteintes, et tout particulièrement dans la bouche, la langue.

C'est par les lésions de la langue que nous commencerons pour continuer ensuite par l'étude du tube digestif.

LÉSIONS DE LA LANGUE

La glossite syphilitique est un accident relativement tardif, ne survenant guère avant la 5e année de la syphilis, plus souvent vers la 10e ou 15e, plus fréquent chez l'homme, à cause de l'irritation constante causée par le tabac.

On distingue deux sortes de glossopathies très nettes ; l'une aboutissant au ramollissement et à l'ulcération, c'est la *glossopathie gommeuse* ; l'autre donnant naissance à un tissu conjonctif très dense, rétractible, sorte de tissu de cicatrice, entraînant des indurations persistantes et parfois l'atrophie de l'organe ; c'est la *glossopathie scléreuse.*

Glossopathie gommeuse. — Elle siège de préférence sur le dos, ou les bords de la langue ; jamais à la face inférieure. Le plus souvent multiples, arrondies et irrégulières, comme si la langue était rembourrée de noisettes (Ricord), les gommes varient pour le volume entre les dimensions d'un pois et celles d'une noix ; rarement par leur nombre et leur volume, elles exagèrent à tel point le volume de la langue que la cavité buccale a peine à la contenir.

D'abord fermes, grisâtres, elles se ramollissent peu à peu à leur centre, et deviennent pâteuses ou jaunâtres, tandis que les parties qui les recouvrent, soulevées et distendues, prennent une teinte violacée, s'altèrent et finissent par se mortifier (Lancereaux), laissant à nu le tissu jaune bourbillonneux qui constitue la partie profonde de la gomme. Ce bourbillon s'élimine peu à peu et laisse à sa suite des ulcérations oblongues, à bords irréguliers et à pic. Le fond en est grisâtre, comme tapissé d'une fausse membrane avec parfois des points gangréneux saignant facilement au contact des dents.

Les tissus tout autour sont tuméfiés, infiltrés,

œdémateux et violacés ; peu à peu, cette tuméméfaction diminue ; l'ulcère bourgeonne et se comble, laissant parfois des pertes considérables de l'organe qui reste gravement déformé. Il est des cas où l'infiltration périphérique devient telle, qu'elle gagne jusqu'aux lèvres de la glotte et peut entraîner l'asphyxie. Quant aux complications phagédéniques, elles sont rares.

Toutes ces lésions, du reste, un traitement opportun les peut éviter ; alors même que l'ulcération existerait déjà quand on l'institue, la cicatrisation se fait presque aussitôt, ne laissant comme cicatrice qu'une dépression stellaire comparée à un capiton.

Glossite scléreuse. — Cette forme se caractérise par une induration facilement appréciable au toucher. Dans certains cas de sclérose corticale, le derme muqueux est seul atteint, soit par petits îlots, soit, au contraire, en nappes, sous forme de carapace parcheminée. Ce qui particularise les points malades, c'est la *dépapillation* de la muqueuse (*prairie fauchée*) qui prend une teinte rouge sombre à reflet brillant, les parties saines par contraste paraissant d'un blanc grisâtre très accentué.

Ces lésions déterminent sur la langue des dépressions linéaires, l'une médiane longitudinale, les autres transversales, sortes de nervures qui donnent à la langue un aspect *parqueté* ; parfois même, les dépressions sont telles qu'elles donnent à la langue un aspect *lobulé* qui rappelle les circonvolutions cérébrales.

Il est des cas où la lésion porte sur le parenchyme, c'est-à-dire le muscle, ou encore à la fois sur le muscle et la muqueuse. Il est de règle, en l'occurrence, que la lésion occupe toute une moitié latérale de la langue, ou au moins le tiers inférieur.

Toute la partie malade prend une consistance cartilagineuse, tandis que l'organe tout entier se tuméfie au point de doubler de volume.

A noter aussi la netteté avec laquelle les empreintes des dents se dessinent sur le bord lingual. Les symptômes subjectifs et fonctionnels peuvent être peu marqués.

Pas de douleur vraie ; tout au plus une sensation sourde et profonde, simple sentiment de gêne qui rend la mastication difficile et provoque un léger embarras de la parole.

Pourtant, alors que se sont formées des crevasses ou des ulcérations, les malades éprouvent de véritables douleurs exagérées au passage d'aliments durs ou de boissons acides.

Il est à remarquer que les crevasses simples,

les fissures déterminent de bien plus vives douleurs que les vastes ulcérations. Dans les deux cas, du reste, jamais ces douleurs ne sont d'une grande intensité; elles ne s'accompagnent ni d'élancements, ni d'irradiations comme celles du cancer ou de certaines affections aiguës.

Le sens du goût pourtant, dans bon nombre de cas, est altéré et l'haleine souvent fétide. Quant aux ganglions, leur intégrité est parfaite. La terminaison de la glossite, si le traitement n'intervient pas pour enrayer ses progrès, est, dans les cas d'ulcérations assez vastes une cicatrisation irrégulière avec déformation.

Dans les formes scléreuses, le tissu fibreux nodulaire qui se forme, étouffe et détruit les éléments normaux de l'organe et détermine une atrophie.

Complications. — Il est une complication fréquente de la sclérose, c'est la production d'inflammations et d'ulcérations, suite de l'irritation produite par les aliments.

Parfois encore, existe une autre diathèse, le cancer. S'il se joint à la glossite scléreuse que nous venons d'étudier, on pourra nettement distinguer s'il est interstitiel, sa plaque irrégulière, dure, résistante et élastique, des rainures franchement fibreuses, dures et sèches qui font partie intégrante de l'organe et caractérisent l'altération tertiaire.

La gomme et le cancer se mélangent plus étroitement ; il y a superposition des deux lésions. L'ulcération, dans ces cas, participe des deux processus. Elle siégerait, au dire d'Ozenne, le plus souvent sur la partie moyenne du dos de la langue ; elle est allongée et un peu fissuraire ; les bords ne sont ni taillés à pic, comme dans la gomme, ni décollés, comme dans le cancer, mais taillés en pente douce ; parfois ils sont renversés en dedans ; tout autour sur une certaine étendue, la muqueuse est lisse, unie, un peu œdémateuse. Le fond n'est point recouvert de bourgeons et saigne difficilement ; c'est plutôt un enduit bourbillonneux d'un gris jaunâtre, pseudo-membraneux, rappelant beaucoup plus la gomme que le cancer avec son liquide sanieux.

Disons en terminant que les deux formes scléreuse et gommeuse peuvent coexister simultanément avec l'épithélioma.

Diagnostic. — Le diagnostic présente un haut intérêt. Que de fois il est arrivé de prendre pour de l'épithélioma une tumeur syphilitique et de décider une intervention au moins inutile. Voici les principaux signes auxquels on diagnostiquera le *cancroïde ulcéré* :

C'est d'abord l'âge avancé 50 à 60 ans. On aura le plus souvent affaire à des sujets arthritiques. Au reste, la lésion cancéreuse peut siéger sur tous les points de la langue, y compris la face inférieure d'où elle gagne le plancher de la bouche, au contraire de la syphilis qui ne se manifeste jamais en ce point.

La lésion cancéreuse est presque toujours unilatérale et unique. L'ulcère cancéreux repose sur une véritable tumeur ; il est dur, couvert de gros bourgeons. Les bords sont irréguliers, formant relief, le plus souvent éversés.

Le fond secrète un liquide abondant et sanieux ; le moindre frottement détermine des hémorrhagies.

La douleur est vive, spontanée, lancinante, paroxystique, avec irradiations auriculaires. La parole est embarrassée, la mastication et la déglutition difficiles.

L'adénite ne fait jamais défaut ; le plus souvent elle est très accusée. La période de cachexie survient enfin, suivie bientôt de la mort.

Disons enfin que l'examen microscopique de parcelles de la tumeur permet de constater la présence d'éléments épithéliaux et de globules épidermiques.

Diagnostic avec la tuberculose linguale. — Cette lésion survient dans le cours de la phtisie pulmonaire.

La base en est calleuse, les bords aplatis et souvent décollés, le fond jaunâtre. Tout autour enfin s'observent des points miliaires jaunâtres dans lesquels on peut trouver tous les attributs du tubercule.

Diagnostic avec la glossite dentaire. — La glossite dentaire débute par un noyau induré ; plus tard, c'est une érosion ou une ulcération ayant une grande analogie avec la sclérose syphilitique. La découverte d'une dent ou racine aiguë en un point correspondant à la lésion, lèvera le doute.

Le diagnostic avec la glossite des fumeurs, est, dans ces cas, important. La glossite des fumeurs ou leucoplasie buccale, se traduit par des plaques nacrées, blanchâtres, commissurales, sous forme d'îlots triangulaires, occupant également la muqueuse correspondante des joues ; ce sont de simples lésions superficielles, sortes de gerçures n'aboutissant pas à l'induration de la sclérose, ni aux vastes ulcérations des gommes. La concomitance de la syphilis et de la leucoplasie rend le diagnostic très complexe.

SYPHILOSE PHARYNGO-NASALE

Sous le nom de *syphilose pharyngo-nasale*, Mauriac a décrit tous les accidents des muqueuses du palais, du voile, du nez et du pharynx que nous allons étudier.

Il en est de relativement précoces, surtout au voile du palais ; ces accidents se traduisent par de simples érosions superficielles du derme muqueux de forme oblongue. Ces lésions qui siègent, soit sur la face antérieure, soit aussi sur la face postérieure, et par là peuvent passer inaperçues, ont un fond jaunâtre, des bords peu élevés et entourés d'une zone rouge enflammée. Sur les amygdales dont le tissu est peu compact, ces lésions déterminent une sorte de fonte, qui en fait est une véritable bouillie.

Les troubles fonctionnels sont rarement nuls ; la déglutition est souvent douloureuse.

Parfois, quand la lésion siège sur la partie postérieure du voile du palais, les sécrétions de l'ulcère se concrètent sous l'influence du passage de l'air qui les dessèche. Le malade éprouve alors une sensation de corps étranger de sécheresse. Ces lésions peuvent disparaître d'elles-mêmes. Elles récidivent parfois, mais ne se compliquent à peu près jamais de phagédénisme et n'entraînent guère de perforations.

Il est un inconvénient qui survient parfois lorsque les lésions que nous étudions siègent dans les fosses nasales, c'est l'ozène qui peut être très prononcé.

Tout autrement graves sont les lésions tardives ne survenant guère qu'après la huitième année : *syphilides gommeuses circonscrites* ou *diffuses* de ces régions.

C'est cette dernière forme que l'on observe le plus souvent. Si l'infiltration diffuse atteint le voile du palais, cet organe apparaît déformé et asymétrique. On perçoit une rougeur diffuse de teinte groseille; au toucher, on éprouve une sensation d'épaississement, de dureté et de rigidité; la mobilité paraît diminuée.

Lorsque ce tissu infiltré doit s'ulcérer, il se produit une poussée inflammatoire; la consistance devient molle, puis survient l'œdème; enfin, en un ou plusieurs points se produit une sorte de fonte des tissus et l'ulcération apparaît avec les caractères ordinaires : bord taillés à pic, fond jaunâtre bourbillonneux.

Il se peut que l'ulcère s'étende en largeur, en nappe, sans gagner en profondeur; mais, le plus souvent, le voile est miné dans son entier, et soudain, on s'aperçoit qu'une *perforation* s'est produite, déterminant tantôt une sorte de feston sur les bords du voile du palais, tantôt une longue fente séparant tout un segment du voile, tandis que l'autre s'écarte, entraînant la luette qui pend sur l'un des côtés.

C'est d'ordinaire à la partie antérieure du voile qu'existent les perforations arrondies, car c'est là où le voile est le plus uni et le plus tendu.

Au niveau du palais, la lésion peut réagir sur le tissu osseux et le nécroser.

Au pharynx, c'est le plus souvent à des gommes circonscrites que l'on a affaire. Ces lésions ont pour siège de prédilection les parties voisines de la trompe d'Eustache, d'où obstruction parfois complète de la lumière de ce conduit. La colonne vertébrale protégée par ses couches musculaires et aponévrotiques est rarement atteinte.

Il est à remarquer que, lorsque la gomme se développe dans le tissu sous-muqueux, elle prend d'ordinaire une grande extension ; alors qu'elle s'ulcère, elle s'entoure d'une sorte de bourrelet fibreux (Lancereaux), et une fois ulcérée par suite de l'accumulation des détritus de toute espèce, elle apparaît sous forme d'une tumeur d'aspect repoussant, d'une fétidité horrible, pouvant en imposer pour un cancer.

Les lésions gommeuses des *fosses nasales* se caractérisent par l'envahissement rapide et la mortification du tissu osseux; souvent, du reste, c'est par le squelette que débutent les lésions.

Au dire de Michel, toute ulcération, chez l'adulte, de la muqueuse nasale est justifiable du traitement syphilitique. Ces ulcérations recouvertes de croûtes épaisses, adhérentes, ne tardent pas à déterminer de l'obstruction du nez avec douleurs irradiées vers la voûte crânienne.

C'est dans les parties postérieures et profondes qu'on les rencontre le plus souvent.

Toutes ces lésions peuvent évoluer sans même que le malade s'en aperçoive ; elles peuvent, au contraire, dans certains cas, provoquer des douleurs très vives.

Les troubles fonctionnels varient avec le siège et les dimensions des lésions. Si l'on a affaire à une perforation du voile du palais, le premier symptôme sera le reflux dans les fosses nasales des matières alimentaires ingérées, surtout naturellement des matières liquides, d'autant plus que l'acte de la déglutition est plus ou moins troublé dans sa synergie par la douleur ou la déformation du voile. Aussi, l'accoutumance parvient-elle parfois à mettre bon ordre à cet état de choses.

Alors même qu'il y a seulement infiltration, ou à plus forte raison perforation du voile, cet organe, ne parvenant plus à remplir son rôle qui est, pendant la phonation de régler le passage de l'air à travers les fosses nasales, tout en servant lui-même d'organe résonnateur, il y a *nasonnement*. Les consonnes surtout sont mal articulées.

Une complication terrible et malheureusement assez fréquente, est le phagédénisme qui peut, dans ces régions, prendre une énorme extension. On voit les muqueuses disparaître, les os se dépouiller de leur périoste et tomber en quelques semaines; on a vu les cavités de la bouche, du nez, du pharynx, des sinus maxillaires frontaux et sphénoïdaux, ne plus former qu'un seul et même cloaque. C'est à ces formes de phagédénisme que certains auteurs ont donné le nom de lupus guttural, lupus osseux.

Alors même que ces lésions phagédéniques seraient moins étendues, elles laissent après elles des cicatrices, des brides, des adhérences.

C'est tantôt l'atrésie de l'isthme du gosier par suite de rétraction cicatricielle du voile, tantôt celle du pharynx par rétraction de sa partie moyenne. Cette atrésie peut être telle que, dans un cas, elle ne permit pas l'introduction d'un stylet.

Il arrive que des ulcérations coexistant à la fois au voile et au pharynx se coaptent en quelque sorte, donnant lieu à des adhérences qui peuvent, lorsqu'elles sont complètes, isoler totalement les fosses nasales.

Les autres *complications* que l'on peut observer sont : le *catarrhe* de la muqueuse pharyngo-nasale, la *mauvaise odeur* due à la stagnation des débris organiques dans les fosses nasales, l'*obtusion de l'ouïe*, due aux ulcérations, et plus tard aux atrésies qui obstruent l'orifice des trompes d'Eustache, enfin l'*anosmie* consécutive aux lésions de la muqueuse.

Quant aux lésions et perforations des vaisseaux voisins, et aux propagations médullaires à travers les vertèbres détruites, aux thromboses des veines du crâne, elles sont relativement rares.

Au point de vue du diagnostic, une seule question peut se poser : A-t-on affaire à des ulcères scrofuleux ou syphilitiques ?

Dans la scrofule, il s'agit d'une ulcération chez un scrofuleux manifeste, ou tout au moins à hérédité scrofuleuse, survenant d'emblée sans avoir été précédée d'aucune tumeur évoluant régulièrement, sans à-coups, lentement, à froid; la teinte est parfois vineuse, parfois aussi d'un jaune terne, le fond est mamelonné, visqueux; pas trace d'inflammation de la muqueuse tout autour.

Son siège de prédilection est la partie postérieure du pharynx.

Lésions du pharynx. — Contrairement à la croyance ancienne, les laryngopathies syphilitiques sont fréquentes et graves.

Pouvant être déterminées par des laryngites anciennes ou l'abus des cris ou du chant, les lésions du larynx sont le plus souvent primitives; rarement elles succèdent à des accidents pharyngés.

C'est l'épiglotte qui est atteinte le plus souvent, puis la face interne du larynx, les cordes vocales, les aryténoïdes.

La gomme du larynx apparaît au laryngoscope telle qu'on la rencontre dans les autres régions; la tumeur est lisse non lobulée, de couleur jaunâtre; elle peut parfois paraître transparente.

L'ulcération gommeuse s'y particularise par son fond jaune parsemé de petits points rougeâtres et par le gonflement de ses bords qui présentent toujours une certaine induration.

L'évolution est, en général, rapide, surtout à l'épiglotte où elle détermine parfois la destruction complète.

D'ordinaire, la lésion gagne en profondeur, creusant les tissus, le périchondre dénudant et mortifiant les cartilages, détruisant les cordes vocales.

Dès que la lésion qui débute par la muqueuse, atteint le cartilage, on peut sentir à la palpation une sorte de crépitation caractéristique. On peut aussi, dès cette époque, observer un gonflement du cou qui devient cylindrique.

A signaler aussi de véritables arthropathies.

Toutes ces lésions ne vont pas sans déterminer des troubles subjectifs et fonctionnels très marqués.

Le premier symptôme est la raucité de la voix qui devient stridente et rude ; l'aphonie, plus tard, peut être complète.

Les troubles respiratoires et l'asphyxie qui sont le premier et le seul signe des lésions trachéales surviennent à une époque tardive. L'asphyxie peut s'établir brusquement ; mais d'ordinaire, c'est d'abord du simple cornage, puis du véritable tirage, avec dépression nette du creux épigastrique, enfin de l'asphyxie lente d'ordinaire ; brusque, au contraire, dans les cas où un fragment de cartilage se détache et vient obturer l'orifice laryngien.

L'irritation des filets nerveux laryngiens détermine, au début, des accès de toux fort pénibles; plus tard, ces filets étant complètement détruits, la toux cesse.

L'expectoration, d'abord muqueuse, devient muco-purulente, alors que la gomme s'ulcère. La fétidité peut être repoussante, et dans les crachats, il n'est pas rare de trouver des fragments de cartilages mêlés à du sang.

Spontanément, la douleur n'existe plus guère; mais souvent la pression, et, mieux encore, la déglutition, déterminent des souffrances intolérables souvent irradiées vers l'oreille du côté malade. Il s'ensuit des perturbations de la déglutition avec rejet des liquides par le nez. A moins que l'altération ait été traitée dès le début avant l'ulcération, il subsiste toujours après la cicatrisation des troubles fonctionnels, dont les moindres sont : la voix enroué, l'aphonie, la perte de l'olfaction.

Parfois, survient un état cachectique qui enlève le malade; mais l'accident que l'on doit surtout redouter est l'atrésie.

A la période de réparation, la grande menace est le rétrécissement, soit que s'établissent des adhérences entre deux parties opposées du larynx, les deux cordes vocales inférieures, par exemple, soit que le larynx tout entier se rétrécisse dans tout son calibre. Parfois, c'est une chéloïde qui, par son développement, vient obstruer le conduit du larynx, ou bien encore, ce sont des masses végétantes et grisâtres semblables à des polypes.

L'asphyxie peut alors survenir peu à peu par suite des progrès du rétrécissement, souvent aussi brusquement par suite de spasme ou encore à la suite d'une inflammation quelconque qui boursoufle la muqueuse et détermine une obstruction complète.

Complications. — Une complication tout aussi grave est l'œdème laryngé, œdème de voisinage, œdème blanc qui survient lentement par compression veineuse ou par fluxion collatérale. Parfois encore, survient brusquement un œdème rouge, sorte de laryngite sous-muqueuse, due à un refroidissement ou un excès fonctionnel. Dans ces cas, si l'infiltration n'a envahi que les replis ary-épiglottiques, on observe le signe caractéristique de l'œdème de la glotte, inspiration soufflante, bruyante, expiration normale; mais si le processus envahit tout le larynx, la respiration est troublée dans ses deux temps.

Alors que les cartilages sont atteints de nécrose, il n'est pas rare de voir survenir un phlegmon périlaryngien. Toute la région antérieure du cou se tuméfie, s'empâte et finit par devenir douloureuse et fluctuante, tandis que le larynx reste immobilisé au milieu de cette gangue.

Une fois que ce phlegmon s'est ouvert au dehors, on voit, le plus souvent, subsister une fistule qui correspond à des clapiers qui s'étendent au loin, le long des aponévroses.

L'œdème laryngé peut alors survenir par compression des vaisseaux du cou.

Klemm, de Leipzig, signale de petits abcès qui se formeraient dans les parois mêmes du larynx et évolueraient sans grands phénomènes.

Le *diagnostic des lésions laryngées* se fait d'ordinaire assez aisément. On pourra cependant parfois hésiter entre la syphilis et la phtisie laryngée.

Mais cette dernière se manifeste presque toujours sur les cartilages aryténoïdes, plus rarement sur l'épiglotte et les cordes vocales inférieures. L'ulcération est taillée obliquement. Le fond est bourgeonnant, les bords décollés et formant souvent bourrelet. Les glandes font saillie. Tout autour, l'hyperhémie est intense avec teinte hémorrhagique.

Les crachats sont spumeux : l'examen y décèle la présence du bacille de Koch ; le pharynx et le voile du palais apparaissent pâle et blancs. On trouve enfin d'autres lésions tuberculeuses concomitantes.

Le *cancer du larynx* apparaît d'ordinaire chez les vieillards. Son siège de prédilection est à gauche sur la corde vocale supérieure riche en lymphatiques.

L'ulcération repose sur une tumeur ; elle est couverte de bourgeons volumineux saignant au moindre contact. La salivation est abondante, la dysphagie douloureuse. Quand l'aphonie survient, elle est intermittente. La toux reste sonore. Le cornage est rude et rapeux. Enfin les ganglions lymphatiques sont toujours très accusés.

Quant aux *paralysies laryngiennes* que l'on peut observer au début de la période tertiaire, elles sont d'ordinaires unilatérales, atteignant de préférence le muscle crico-aryténoïdien postérieur ; la corde vocale du côté lésé reste immobile ; c'est alors que s'observe la voix bitonale.

Quant à la cause de cette paralysie, elle semble résider dans une lésion directe du récurrent, mais elle a échappé jusqu'ici aux recherches.

TRACHÉE ET BRONCHES

Les irritations chroniques dues aux froids, aux poussières sont les causes prédisposantes les plus habituelles.

Ce sont surtout les extrémités de la trachée qui sont atteintes, et particulièrement l'extrémité inférieure, d'où la propagation fréquente de la lésion aux bronches.

Les lésions tertiaires de la trachée débutent d'ordinaire par de petites élevures arrondies et peu nombreuses. Ces élevures se transforment en ulcérations assez larges parfois pour occuper toute la circonférence du conduit.

Les anneaux cartilagineux ne tardent pas à être atteints sous forme de périchondrite suppurée avec nécrose. Puis les tissus périphériques sont rongés tout autour, déterminant de vastes anfractuosités.

Tous ces tissus lors de la réparation se rétractent et diminuent non seulement le calibre de la trachée au point de le réduire à quelques millimètres, mais aussi la longueur de la trachée, de telle façon que le larynx est abaissé.

La réparation du reste, dans ce cas, subit un processus un peu particulier. C'est le périchondre qui s'hypertrophie, déterminant, dans ses parois mêmes, la formation de faisceaux fibreux nés aux dépens de cellules embryonnaires. C'est une périchondrose scléreuse.

Les bronches moins fréquemment atteintes, présentent les mêmes lésions.

Le symptôme fonctionnel dominant de toutes ces lésions est la dyspnée. C'est tantôt une dyspnée brusque devenant aussitôt asphyxique. La cause en est alors la chute dans le conduit aérien d'un fragment de cartilage nécrosé ou de parcelles alimentaires.

Dans les autres cas, les anneaux cartilagineux ulcérés s'affaissent sous l'influence de la pression atmosphérique; l'inspiration devient alors fort pénible, et s'accompagne d'un sifflement rude ou de cornage; souvent alors, apparaissent des signes de bronchite.

La dyspnée devient paroxystique, augmente peu à peu et entraîne souvent la mort.

La toux manque rarement, toux coqueluchoïde et presque continuelle. Elle détermine l'expulsion de crachats muco-purulents, visqueux, renfermant parfois des débris de cartilages.

On conçoit que, si le larynx est intact, la phonation ne pourra guère être modifiée que dans son intensité, au point parfois d'être comme étouffée. C'est ce sur quoi Trillat a beaucoup insisté.

Une douleur profonde et persistante derrière le sternum est un signe qu'il ne faut pas négliger. On peut aussi découvrir par la pression un point nettement douloureux le long de la trachée.

Le stéthoscope, parfois, permet de localiser la lésion, grâce aux sifflements, aux ronflements, ou encore au bruit de drapeau perçus à leur point maximum.

A signaler encore la congestion pulmonaire et la dilatation du cœur droit qui s'y joignent souvent.

Si la mort ne survient pas brusquement par asphyxie, le malade souvent tombe dans un état de marasme avec amaigrissement, sueurs nocturnes, diarrhées, sorte de phtisie trachéale qui entraîne la mort.

Quant aux *bronchopathies*, en général elles ne se traduisent guère que par une suffocation qui peut entraîner la mort.

Le diagnostic de ces lésions est parfois fort difficile.

Les tumeurs comprimant la trachée peuvent en imposer. Mais, outre que souvent ces tumeurs peuvent déceler l'œdème, la dysphagie, le rejet des aliments qui les accompagnent par suite de la compression concomitante des vaisseaux et du pharynx, lèveront ces doutes.

L'auscultation décèlera l'anévrysme. S'il s'agit de dypsnée cardiaque ou pulmonaire, l'absence de cornage et de tirage mettront sur la voie du diagnostic.

Pour distinguer enfin les trachéopathies des lésions laryngiennes, il suffira des signes suivants : siège de la douleur derrière le sternum, conservation de la voix ou, en tout cas, dyspnée antérieure à la raucité, abaissement du larynx et enfin après trachéotomie, persistance de la dyspnée.

TUBE DIGESTIF

Affections syphilitiques de l'œsophage. — De même que dans la variole et la scarlatine, ce sont, pour le tube digestif, la bouche et le pharynx qui sont le plus souvent atteints, mais les autres organes de la digestion peuvent cependant être affectés.

Un certain nombre de rétrécissements de l'œsophage sont dus à des lésions gommeuses très nettes. Ce fait, établi depuis 1860, a trouvé sa confirmation dans nombre d'observations, suivies pour certaines au moins d'un examen anatomo-pathologique.

C'est à l'état cicatriciel qu'il a été permis d'examiner les lésions ; ce tissu de cicatrices provenait du même processus gommeux que nous avons déjà rencontré dans divers points de l'économie.

Les *symptômes du rétrécissement syphilitique* de l'œsophage sont ceux du rétrécissement ordinaire : dysphagie avec crises paroxystiques dues à des congestions ou des spasmes ; puis amaigrissement pouvant aller jusqu'à l'inanition, à moins qu'un traitement approprié ne vienne en arrêter l'évolution.

Par malheur, souvent surviennent des complications, abcès de voisinage, phtisie pulmonaire qui enlèvent le malade, ne donnant pas le temps au traitement d'agir.

Estomac, intestin grêle, gros intestin et péritoine. — Bien que rares, les lésions tertiaires de ces organes peuvent exister.

Elles peuvent affecter les trois formes que nous avons déjà trouvées dans les autres organes, la *gomme* qui, le plus souvent multiple, apparaît sur la muqueuse sous forme de relief un peu aplati et marronné. La muqueuse conservée semble adhérente, le tissu conjonctif épaissi et contenant entre ses faisceaux de nombreuses cellules embryonnaires. Le tissu musculaire lui-même peut être envahi par des bandes de tissu fibreux contenant aussi des cellules embryonnaires.

L'*infiltration diffuse* se présente surtout à l'estomac. C'est une sorte d'hypertrophie de la muqueuse (Lendet, Virchow, Fauvel, Lancereaux).

Cette forme, le plus souvent, se termine par la formation du tissu cicatriciel pouvant entraîner la sténose, si la lésion siège sur un point du conduit relativement étroit.

Les *ulcérations* sont d'ordinaire la suite de la gomme. On peut les rencontrer en grand nombre tout le long de l'intestin. Leur base dure, leur fond déprimé et jaunâtre, le bourrelet fibreux qui les circonscrit (Lancereaux), les font reconnaître. Certaines restent superficielles, d'autres peuvent aboutir à la perforation. Souvent, elles font le tour entier de l'intestin, pouvant entraîner, dans des cas fort rares, la sténose de ce conduit.

Le *processus scléreux* qui peut être le processus ultime de l'infiltration diffuse ou de l'ulcération peut aussi survenir d'emblée sur le péritoine par péritonite membraneuse adhésive au niveau du revêtement des viscères.

Quant au rétrécissement du rectum, nous en parlerons à part.

Toutes ces lésions peuvent passer inaperçues.

Lorsqu'il s'agit de lésions de l'estomac, on a pu noter de l'amaigrissement avec teinte plombée de la peau, perte d'appétit, sensation de douleur au niveau de l'appendice xiphoïde, éructations et rejet d'aliments quelques heures après l'ingestion.

Alternatives de diarrhée et de constipation ou encore diarrhée jaunâtre, dysentériforme ou même sanguinolente, avec coliques vives et dépérissement graduel sont les principaux symptômes indiquant la souffrance de l'intestin. Les hémorrhagies peuvent exister ; elles sont rares.

L'évolution est lente ; elle entraîne parfois la mort par marasme ou par complications : perforations, sténose, hémorrhagies.

Lésions du rectum. — On conçoit que le rectum aussi bien que le reste du tube digestif puisse être atteint de lésions syphilitiques tertiaires.

Le rectum peut être lésé sous forme de *syphilides ulcéreuses*. Cet accident tertiaire précoce que peut accompagner une éruption cutanée et muqueuse se caractérise à l'anus par des ulcérations qui, tantôt s'étendent sur les plis tuméfiés et transformés en gros bourrelets luisants, tantôt, au contraire, se cachent dans les plis.

Au rectum, où elles siègent très bas, ce sont des ulcérations rondes, à bords à pic, presque toujours recouvertes de détritus pultacés et de mucosités ; leur surface est granuleuse. Leur durée est accrue le plus souvent par le phagédénisme, ou leur transformation en ulcus elevatum tertiaire que nous avons déjà étudié.

Leur cicatrisation se produit grâce à la formation du tissu fibreux qui, malheureusement, peut être une cause de rétrécissement du rectum que nous verrons bientôt.

Les gommes circonscrites sous-muqueuses peuvent aussi atteindre le rectum, mais elles sont rares et ne présentent aucun signe particulier.

Mais, de toutes ces altérations syphilitiques du rectum, la plus fréquente est la gomme diffuse, le *syphilome ano-rectal* décrit par Fournier. Bien qu'entrevue par Morgagni, puis par Desault, cette altération, cause habituelle du rétrécissement fut ensuite méconnue quant à sa nature. Gosselin, Boerensprung et Lancereaux, tout en donnant la symptomatologie précise du rétrécissement, lui dénièrent son origine syphilitique et ne voulurent voir là qu'un accident local, une lésion de voisinage produite souvent par une sécrétion purulente des chancres de l'anus, plus rarement par des plaques muqueuses; ce serait là une complication des maladies vénériennes plutôt que de la syphilis (Lancereaux). Mais Fournier, dans son travail sur la gomme diffuse, le syphilome ano-rectal comme il l'appelle, et qui est la cause principale du rétrécissement, lui rend son caractère spécifique.

Ces lésions du rectum et, en particulier, le syphilome ano-rectal, se rencontrent beaucoup plus souvent chez la femme que chez l'homme, accident tardif, en général, survenant 15 ou 20 ans après le chancre; cette lésion se traduit par une sorte d'infiltration de la paroi, par un néoplasme spécifique qui ne s'ulcérant pas passe directement à la phase de sclérose.

Son siège habituel est le tiers inférieur du rectum, à quatre ou cinq centimètres au-dessus de l'anus. On perçoit par le toucher une résistance particulière des tuniques épaissies, indurées et rigides, sous forme de grosses cannelures longitudinales et parallèles. Le propre de ce néoplasme est d'embrasser la circonférence entière du conduit, souvent sur une hauteur assez considérable. On conçoit combien les rétrécissements qui succèdent à une semblable lésion, doivent affecter une forme cylindrique particulièrement grave.

Au niveau de l'anus, le syphilome double en quelque sorte les plis de la muqueuse, et forme de gros bourrelets longitudinaux, ou encore des lobules ovoïdes, gros comme des grains de groseille, des noisettes, parfois même des amandes, reliés par une base d'implantation commune.

Ces bourgeons durs et fermes, sorte de trame blanchâtre, fibroïde, peu vasculaire, bien différents des marisques sont un précieux élément de diagnostic.

Parfois, cette infiltration syphilomateuse gagne le pourtour de l'anus ; la peau rougit, s'indure, se soulève par plaques et se couvre de tubercules cutanés, pris souvent pour des papules humides hypertrophiées.

Rétrécissement. — Nous avons dit que le syphilome rectal était la grande cause du rétrécissement syphilitique. Parfois aussi, on a pu mettre en cause les autres altérations tertiaires du rectum, gomme circonscrite, syphilide ulcéreuse, et même, pour être éclectiques, les ulcérations primitives et secondaires invoquées par certains auteurs. Qu'il succède à l'une ou à l'autre de ces lésions, le rétrécissement, dans sa marche lente, est progressivement fatal, et lorsqu'il est formé, les tuniques du rectum sont envahies par une masse de 4 à 10 millimètres en forme de colonnes. Cette masse est constituée dans la partie la plus rétrécie par un tissu embryonnaire très vasculaire et résistant semblable à celui des bourgeons charnus.

Au-dessus et au-dessous, on trouve des faisceaux conjonctifs rigides, entourés de noyaux embryonnaires qui pénètrent jusque dans la tunique musculaire.

Au-dessus du rétrécissement, la muqueuse de l'intestin est détruite et remplacée par du tissu embryonnaire. Au point où la muqueuse reparaît, son bord, légèrement décollé est bourré de jeunes cellules en prolifération. La destruction de la muqueuse au-dessus du rétrécissement semblerait due à l'irritation causée par la stagnation perpétuelle des matières à ce niveau.

Toute cette partie ulcérée de l'intestin est le siège d'une suppuration abondante ; il peut même s'y former des trajets fistuleux aboutissant par leur extrémité inférieure au périnée, au vagin, ou même dans le rectum, au-dessous du rétrécissement.

Le rétrécissement peut être tel qu'il n'admette

qu'à peine une bougie de quelques millimètres. Il est vrai qu'il faut tenir compte du spasme plus ou moins marqué qui entrerait toujours pour une bonne part.

Les *symptômes fonctionnels* du rétrécissement syphilitique sont ceux du rétrécissement ordinaire : troubles digestifs, selles douloureuses s'accompagnant de glaires, alternatives de diarrhée et de constipation. Peu à peu, la constipation est telle que, malgré tous les moyens employés, les selles se font attendre dix et même quinze jours. Ce n'est plus alors qu'au prix de douleurs intolérables que passent les matières.

Le toucher est le plus souvent fort pénible. Aux accidents stercorémiques qui ne tardent pas à survenir, s'ajoute l'hypochondrie qui, souvent, mène au suicide.

Bientôt survient une débilitation progressive, sorte de cachexie stercorale pouvant entraîner la phtisie qui, avec la congestion pulmonaire, est une des plus fréquentes complications.

La mort peut encore survenir par suite d'une péritonite, conséquence d'une perforation spontanée ou provoquée par les tentatives chirurgicales les plus délicates et les plus prudentes. On voit que, malgré la durée parfois très longue de l'évolution, le pronostic est des plus sombres.

On ne pourra confondre le rétrécissement syphilitique et le rétrécissement cancéreux.

Le siège de ce dernier est plus élevé ; la lésion se traduit par une tumeur dure mamelonnée, offrant à sa surface des bourgeons mollasses, saignant facilement et ne tardant pas à s'ulcérer. Plus tard, survient l'engorgement des ganglions, l'œdème des membres inférieurs, la cachéxie et la teinte jaune paille de la peau.

LESIONS DES GLANDES MAMMAIRES

Bien qu'elles soient rares, on ne peut nier l'existence des lésions des glandes profondes et des glandes de la peau. Les premières que nous ayons à étudier sont celles des *glandes mammaires*.

Longtemps ces lésions furent prises pour des ulcérations cancéreuses ; et de fait, elles les simulent à s'y méprendre. Ce n'est, la plupart du temps, que par les anamnestiques et la concomitance des lésions d'autres organes, qu'on est mis sur la voie du véritable diagnostic.

Les observations, rares du reste, recueillies jusqu'à nos jours, se rapportent soit à des infiltrations scléreuses diffuses, soit à des gommes circonscrites. La première forme est la plus rare. Elle apparaît à la fin de la période secondaire et ne se traduit que par de légers phénomènes : tuméfaction diffuse, douleur à la pression, dont le traitement spécifique a vite raison.

La *gomme circonscrite*, accident plus tardif, se rencontre surtout chez la femme. Cachée dans la profondeur du sein, la gomme, au début, pourrait laisser croire à de l'adénome; mais son volume s'accroît rapidement, pouvant atteindre la grosseur de la tête d'un enfant ; elle devient inégale, bosselée, parfois fluctuante ou du moins très molle et s'accompagne même quelquefois d'un léger engorgement ganglionnaire. Bientôt elle s'ulcère. La perte de substance est circulaire, les bords décollés, le fond plus ou moins pultacé. Quand ces ulcérations sont entourées de petites gommes cutanées, quand elles siègent aux deux seins à la fois, quand les adénites qui les accompagnent sont de peu d'importance, le diagnostic est facile à établir.

Malheureusement, ces signes peuvent faire défaut, et la lésion alors risquera fort d'être méconnue et prise pour un cancer. Et nous ne parlons pas de ces syphilo-carcinômes dans lesquels le diagnostic échappe à toute investigation le plus souvent, à moins que les anamnestiques et des lésions concomittantes ne mettent sur la voie.

LÉSIONS DES GLANDES SALIVAIRES

On compte les cas de lésions des glandes salivaires. Lancereaux a vu la glande sous-maxillaire atteinte une fois. Les lobules étaient séparés par de nombreux sillons ; le tissu, plus ferme, offrait une coloration jaune due à la présence de granulations graisseuses. Les cloisons fibreuses étaient épaissies et sclérosées.

Fournier a vu, sous l'influence du traitement, disparaître une altération de la glande sublinguale, consistant en une tuméfaction dure, de constitution charnue, dont la forme rappelait une datte.

On a encore signalé des cas de manifestations syphilitiques sur la parotide.

Quant au pancréas, Lancereaux a rapporté un cas de gomme de cette glande, et certains cas de sclérose.

LÉSIONS DES ORGANES LOCOMOTEURS ET DES OS

Les *lésions des organes locomoteurs* et, en particulier, des os, ont une tout autre importance.

Les os peuvent être atteints secondairement. Qu'une lésion quelconque détruise les parties molles et atteigne le périoste, le tissu osseux sous-jacent, privé de nutrition, ne tardera pas à se mortifier. Mais ce ne sont là que des lésions indirectes.

Il est des cas, au contraire, fréquents surtout chez les malades n'ayant pas suivi un traitement sévère et encore chez les gens enclins à la scrofule, où la syphilis tertiaire frappe directement le système osseux.

Les lésions des os sont, à peu de choses près, ce que nous avons trouvé sur les autres organes : infiltration gommeuse diffuse ou circonscrite. Si l'on entreprend l'*anatomie pathologique* de l'infiltration gommeuse diffuse, on trouve que, à sa surface ou dans sa profondeur, l'os apparaît couvert d'un pointillé rouge. Les canaux de Havers, élargis, sont remplis d'un suc épais, gélatineux, de teinte rose ou jaunâtre. Les espaces médullaires et les canalicules sont envahis par un tissu de nouvelle formation. Les médullocelles ont augmenté de nombre ; à une période plus avancée, la substance osseuse tend à disparaître ; les cellules de nouvelle formation s'infiltrent à travers les travées qu'elles coupent, échancrent et finissent par former, en plein tissu osseux, de véritables nodosités gommeuses sillonnées cependant par des vaisseaux restés perméables. D'après Poulet, ces bourgeons osseux décriraient au travers du tissu spongieux un trajet hélicoïdal.

Ou bien, sous l'influence du traitement, le processus aboutit à une dégénérescence graisseuse de ces masses gommeuses qui arrête leur développement ; dans d'autres cas encore, la lésion syphilitique continuant à envahir le tissu osseux, parvient à séparer complètement une portion d'os, un séquestre qui s'éliminera.

Parfois, au contraire, l'irritation produite par la lésion syphilitique détermine une poussée d'ossification telle que non seulement elle comble la perte subie, mais, dépassant le but, elle produit de l'ostéite condensante, pouvant déterminer à la surface de l'os des ostéophytes et des exostoses.

Cette ostéite productive se produit au voisinage des points néoplasiés alors que le processus commence à s'amender.

On voit alors les vides dus à la raréfaction se combler par de nouvelles couches, grâce auxquelles la densité normale de l'os est bientôt atteinte et même dépassée. Bientôt commence l'éburnation ; les lamelles se pressent les unes contre les autres, les canaux de Havers se rétrécissent ; si l'oblitération de ces canaux arrive, la nutrition ne peut plus se faire et l'os se mortifie.

Agissant alors à titre de corps étranger, il détermine autour de lui une inflammation qui le sépare de la partie vivante et en fait un séquestre éburné.

Souvent aussi, c'est au périoste enflammé qu'il faut attribuer la formation nouvelle du tissu osseux, sorte de périostose. Ce sont alors des tumeurs diffuses, mamelonnées, peu saillantes, dont le siège de prédilection est le tibia. C'est d'après le même processus que se forment ces masses poreuses n'adhérant que lâchement au corps de l'os et nommées exostoses épiphysaires, par opposition aux exostoses parenchymateuses dues à des formations nées dans le corps même de l'os.

Quant à l'ostéomyélite, elle se retrouve toujours.

Ajoutons encore que, fort souvent, toutes les

lésions que nous venons de voir peuvent coexister sur un même os en des points différents.

Lésion gommeuse circonscrite. — C'est surtout au crâne que l'on rencontre la gomme sous forme d'une masse nettement délimitée, constituée par un tissu d'apparence gélatineuse placé soit entre l'os et la dure-mère, ou, au contraire, entre l'os et le périoste suivant qu'elle siège à la surface externe ou à la surface interne. Deux gommes interne et externe peuvent se rencontrer à travers le diploë déterminant une perforation. Mais c'est là un fait relativement rare. D'ordinaire, lorsque le traitement intervient, la gomme devient caséeuse, lardacée, et se résorbe, laissant sur le crâne une dépression cicatricielle, stellaire, avec tout autour quelques dépôts plastiques dus à l'irritation de voisinage. Virchow a voulu voir là une affection particulière et lui a donné le nom de carie sèche.

Pour les os longs, l'évolution de la gomme est moins connue.

Pour certains auteurs, la lésion aurait été toujours primitivement périostique, n'envahissant le canal médullaire que par propagation. Il semble aujourd'hui démontré, au contraire, que la lésion débute presque toujours par une ostéomyélite gommeuse. Ces gommes qui siègent surtout au tibia et au fémur, ont l'apparence d'une gélatine de coloration jaune avec centre caséeux ; tout autour, le tissu est compact, rouge et poreux.

Ces lésions peuvent se terminer par sclérose et formation de tissu cicatriciel. La nécrose et les fractures spontanées en sont les complications ordinaires.

Aux os longs du pied et de la main, la gomme peut prendre l'aspect du spina ventosa. Le tissu compact et le périoste sont, en effet, refoulés et forment une coque à parois amincies. Cette lésion peut se résorber complètement ou aboutir, au contraire, à la perforation des parois et des téguments, laissant à leur suite une cicatrice déprimée avec destruction ou au moins atrophie de l'extrémité osseuse lésée.

Au crâne, la gomme prend naissance dans le déploë pouvant déterminer des perforations.

La complication la plus fréquente de la gomme osseuse est la nécrose. Les autres complications : suppuration, phlegmons, décollements, fistules, ulcérations de la peau, sont communes à toutes les ostéites.

Il nous faut aussi signaler au crâne, l'invagination possible des séquestres par hyperplasie de voisinage.

Disons en terminant qu'un certain nombre de

gommes peuvent se juxtaposer, déterminant sur l'os des pertes de substance polycycliques.

L'opinion attribuant à des altérations osseuses au début, les douleurs ostéocopes de la période tertiaire est controversée. Pourtant si, dans certains cas particuliers, ces douleurs n'ont été suivies d'aucune altération appréciable, souvent aussi elles ont été suivies de lésions gommeuses, de nécrose, etc. Ne cèdent-elles pas, du reste, souvent au traitement ioduré ?

Aussi, semble-t-il assez plausible d'admettre qu'il s'agit, dans les cas de douleurs ostéocopes, d'altérations profondes des couches internes, de l'os ou de la moelle, que ce soit une ostéomyélite, une sclérose amenant le rétrécissement du canal médullaire, ou encore une gomme intra-osseuse.

Quoi qu'il en soit, ces douleurs ostéocopes ont une symptomatologie toujours à peu près identique, bien différente, du reste, des douleurs de la période secondaire. Siégeant de préférence sur les os superficiels, ces douleurs débutent par une sorte d'engourdissement vague, une gène, une lourdeur, puis elles se localisent et s'exaspèrent.

Il semble alors au patient que ses os sont écrasés par un étau, martelés, tenaillés. Ces crises terribles survenant la nuit ne tardent pas à abattre le malade qui pâlit, perd l'appétit, et devient profondément triste. Et tout cela sans que la palpation, pas même douloureuse, permette de rien déceler.

Quant aux signes propres à la gomme osseuse, circonscrite ou diffuse, ils diffèrent tellement suivant leur siège qu'il est de toute nécessité de les étudier d'après leur localisation.

C'est au crâne et surtout aux os de la face que l'on trouve les lésions les plus typiques ; c'est par les lésions de ces os que nous commencerons.

L'ostéo-périostite résolutive est fréquente au crâne. Elle se traduit par la formation de petites gommes pénétrant en cône dans la table vitrée et laissant à la surface osseuse de petites cicatrices déprimées et étoilées (carie sèche de Virchows). Elle peut aussi déterminer des hyperostoses, des ostéophytes et exostoses qui, en se développant parfois à l'intérieur du crâne déterminent des phénomènes subjectifs très graves.

Alors qu'il s'agit de gommes, on voit se développer lentement à la surface du crâne des tumeurs hémisphériques dont la consistance rappelle celle du sarcome : la fluctuation y est tardive. Tout autour et les enchâssant se perçoit un rebord osseux dû à l'irritation de voisinage.

Les phénomènes subjectifs sont une douleur

vive, le plus souvent nocturne, céphalée gravative, enlevant toute énergie. L'iodure de potassium les résout aisément même à la période fluctuante, sans agir toutefois sur les lésions irritatives de la périphérie.

Les récidives sont malheureusement fréquentes.

Si le traitement n'intervient pas, le ramollissement se produit, une ouverture se pratique au niveau du cuir chevelu ; par un pertuis étroit conduisant sur l'os dénudé s'écoule un liquide visqueux, sorte de pus mal lié qui peut persister indéfiniment.

Si l'on a affaire à une gomme diffuse, la peau s'enflamme rapidement ; au-dessus, elle rougit, s'empâte, se creuse de larges fistules et peut disparaître envahie par l'ulcération.

La gomme peut se développer dans le diploë et aussi, malheureusement, à la face interne du crâne. La lésion, dans ces cas, n'est pas appréciable, mais la douleur, l'insomnie, l'agitation, les convulsions, les attaques épileptiformes acquièrent une intensité telle qu'elles en imposent souvent pour une lésion des hémisphères.

S'il s'agit d'une périostite aiguë, au bout de douze à quinze jours, le péricrâne soulevé devient douloureux. La mort est à redouter par méningite ou méningo-encéphalite. Le calomel, d'après

Graves, pourrait seul enrayer de si terribles accidents.

La *nécrose* est la terminaison ordinaire de ces altérations. On la rencontre surtout au frontal, plus rarement au pariétal, très peu à l'occiput. Le plus souvent, la mortification reste bornée à une lamelle et à une portion du diploë ; parfois elle envahit toute l'épaisseur du squelette.

La nécrose marche ordinairement de dedans en dehors ; une portion d'os nécrosé, à larges pores, à l'aspect vermoulu, mais à surface plane, se sépare de l'os vivant par une ligne de démarcation dentelée en conservant des angles nets. Tout autour, se produisent, sur les tables vitrées, de petites exostoses qui surélèvent les bords, tandis qu'une zone d'ostéité condensante rend plus compact le déploë.

Quant à la périostite, elle manque complètement. Des lésions analogues se forment en différents points ; puis, par leur réunion, déterminent ces vastes désordres qui détruisent presque toute la voûte crânienne. Aussi, contrairement aux séquestres d'une autre origine qui offrent une surface lisse, polie, compacte et égale, les séquestres syphilitiques sont percés de trous et d'orifices et minés dans leur profondeur ; de plus, ils sont polycycliques.

L'élimination du séquestre est précédée d'un œdème de la peau avec empâtement phlegmoneux ; puis de fistules à bords violacés et minces, par où sortiront les débris osseux. Une fois le séquestre éliminé, si la perte de substance a porté sur toute l'épaisseur de l'os, ce dernier ne se régénère pas.

L'obturation se produit à l'aide d'un tissu fibreux. Cette masse blanchâtre, compacte, peu vasculaire, se rétrécit, abaisse la voussure naturelle du crâne et finit par amener une dépression profonde qui persiste. Au-dessus, l'épiderme reste glabre, rose violacé d'abord, puis blanc et déprimé. Cette dépression est encore exagérée par l'hyperplasie des parties osseuses périphériques dont les cavités médullaires s'emplissent de substance osseuse, ce qui les rend éburnées, tandis qu'à leur surface s'élèvent des saillies lisses, unies ou mamelonnées, mais nullement poreuses comme celles de la nécrose mercurielle ou phosphorique.

Les complications le plus à redouter sont l'inflammation des méninges ou de l'encéphale, et aussi la septicémie que facilitent la profondeur et les anfractuosités des clapiers.

Quant à la carie, elle est rare et atteint de préférence le frontal à sa partie antérieure ou ses parties latérales. Les séquestres de la carie diffèrent de ceux de l'ostéite, en ce que les trabécules en régression sont infiltrés de graisse.

Maxillaires, palatins, os du nez. — Les altérations tertiaires du maxillaire inférieur étaient autrefois niées par les auteurs. Depuis, nombre d'observations non douteuses ont établi que si ces lésions sont rares, elles existent cependant. Périostite, gommes circonscrites et diffuses, nécroses, hyperostoses et exostoses ont pu être constatées ; elles n'en sont pas moins fort rares ; pour quelles raisons ? on l'ignore.

En revanche, au maxillaire supérieur, la nécrose est fréquente, frappant surtout les alvéoles. Bientôt, les dents s'ébranlent, les gencives se tuméfient et rougissent ; la muqueuse est envahie par l'ulcération, donnant lieu à un écoulement fétide. Cette fétidité, jointe à un certain embarras de la parole, de la gêne de la mastication et de la déglutition, rendent très pénibles ces lésions. Aussi, doit on intervenir de bonne heure en enlevant les dents et les séquestres, et parfois, c'est l'os incisif tout entier que l'on est amené à extraire.

Pour le palais, la lésion porte de préférence au point d'union des maxillaires et des palatins.

C'est souvent la perforation qui en est le premier symptôme. Dans les cas où on peut assister à l'évolution de la tumeur, on voit se développer une petite grosseur fluctuante, donnant bientôt issue à du pus sanieux ; tout autour, l'os épaissi présente au stylet des saillies tranchantes, dures et lisses.

Là, peut se borner tout le mal. Malheureusement aussi peuvent se développer des séquestres qui en s'éliminant amènent la perte à peu près complète du palais. Cette perte, dans d'autres cas, est due à la pullulation rapide de nombreuses gommes.

Le corps même du maxillaire peut, lui aussi, être frappé de nécrose. On cite des cas d'exostose portant sur le sinus maxillaire.

Dans les *affections du nez*, c'est particulièrement à la cloison que se localisent les gommes. bien plus rarement à la paroi externe des narines.

Leur formation peut être annoncée par des douleurs profondes ; le plus souvent, les seuls signes appréciables sont le coryza, l'enchifrènement, le jetage muco-purulent, l'ozène, et enfin l'élimination de fragments osseux. Parfois, la dacryocystite est le premier symptôme. Ce n'est que tardivement que la peau rougit et s'ulcère ; encore, le fait n'est-il pas fréquent.

C'est d'ordinaire le vomer qui est le premier atteint ; puis la nécrose se propage aux sinus de l'ethmoïde, à l'unguis, l'apophyse montante du maxillaire et aux os nasaux. Bientôt on perçoit au toucher de la crépitation et de la mobilité des os, suivies d'élimination de séquestres, soit par les narines, soit par la bouche. N'étant plus soutenus, les os propres du nez s'affaissent alors, basculent en donnant à la base du nez une forme aplatie et évasée, tandis que, par suite de la persistance de la sous-cloison, le lobule reste proéminent dans sa situation primitive. Le tiers inférieur du nez se réunit alors aux deux tiers supérieurs par un angle obtus ouvert en avant, constituant le nez en coup de hache.

Le canal nasal obstrué par toutes ces altérations ne tarde pas à s'enflammer, déterminant une tumeur lacrymale à peu près constante.

A signaler encore l'amaurose qui est parfois la conséquence d'une exostose du sphénoïde et n'affecte, en général, qu'un seul œil, et la paralysie des muscles moteurs de l'œil avec exophthalmie due à de l'exostose de la cavité arbitraire.

Vertèbres. — C'est la colonne cervicale qui, de beaucoup, est le plus souvent atteinte à cause, dit-on, du voisinage du pharynx.

L'altération osseuse, périostite, gomme, peut être primitive ou être due à l'envahissement d'une gomme primitivement développée dans la muqueuse.

Les lésions peuvent être toutes celles que nous avons étudiées sur les autres parties du système osseux. C'est la situation seule de ces lésions et leurs rapports qui en modifient la symptomatologie.

La lésion siégeant sur le corps des vertèbres cervicales à la face antérieure, on conçoit que les troubles pharyngiens seront au premier plan. Ce sont d'abord des troubles de la déglutition pouvant aller jusqu'à la suffocation. Bientôt surviennent de vives douleurs, nocturnes d'ordinaire, craquements avec raideur dans les mouvements et attitude spéciale à l'ankylose cervicale.

La terminaison peut se faire par l'ouverture de la gomme sous forme d'abcès pharyngien ou encore par élimination de séquestres. Trop souvent hélas, le malade meurt d'inanition ou même de dyspnée.

Au lieu d'évoluer par le pharynx, la lésion peut se développer par le canal médullaire. Il est rare que l'on attribue à leur véritable cause les phénomènes de compression, les paralysies et les excitations de la moëlle qui surviennent alors.

La lésion portant seulement sur les *apophyses transverses* pourra se traduire par la compression d'un ou de plusieurs nerfs.

L'*omoplate* peut être le siège d'exostoses plus ou moins marquées.

L'attention, depuis peu, a été appelée sur les gommes du scapulum pouvant donner lieu à des erreurs de diagnostic.

Aux *os longs*, les altérations tertiaires produisent des troubles variables, suivant leur nature.

S'il s'agit d'hyperostoses ou d'exostoses ou encore de gommes superficielles, ces tumeurs peuvent gêner la contraction des muscles avoisinants et entraîner secondairement leur atrophie. Sur les vaisseaux, la compression par ces tumeurs peut engendrer l'œdème ; sur les nerfs, une altération des tubes nerveux pouvant donner lieu à une atrophie musculaire progressive et à des troubles de la sensibilité.

Si l'on a affaire à des gommes siégeant sur des os longs et en plein tissu osseux, ce sont les *fractures spontanées* qu'il faudra redouter.

Il est des gens, en effet, qui, sous l'influence du plus léger traumatisme, d'une simple contraction musculaire, dans la marche même, se fracturent un os. Un examen un peu minutieux donne la clé du mystère.

On s'aperçoit souvent qu'au niveau des extrémités fracturées, l'os est fortement épaissi ; il est parfois le siège d'une véritable tumeur plus ou moins ramollie. Si l'on examine alors les autres parties du squelette, on découvre souvent de nombreuses altérations syphilitiques.

Souvent, du reste, le malade, syphilitique avéré, déclare avoir lui-même senti, au point fracturé, plusieurs semaines, plusieurs mois avant la fracture, une tuméfaction qui s'est peu à peu développée au milieu de vives douleurs.

Il est aisé, on le conçoit, dans ces cas, de rattacher à l'évolution d'une gomme ces fractures spontanées.

Ces fractures qui, de préférence, siègent à la clavicule d'abord, puis à l'humérus, au fémur et aux os de l'avant-bras et aux côtes, se caractérisent par le jeu de phénomènes inflammatoires qui les accompagnent et par le manque de crépitation osseuse qu'atténue la production gommeuse développée au niveau des points fracturés.

On conçoit que l'évolution de telles fractures soit intimement liée à l'évolution même de la gomme qui en est la cause et qui, par sa présence, empêche tout travail de réparation de la part des extrémités osseuses.

Aussi, la lésion livrée à elle-même, sans traitement spécifique, aboutit-elle à la suppuration avec tous ses dangers ou à la pseudarthrose.

Que le traitement spécifique intervienne, au contraire, et la gomme disparaissant permettra au cal de se développer.

Fragilité, friabilité osseuse. — Mais, en outre de la formation gommeuse dans le tissu osseux, la syphilis détermine souvent, sur ce même tissu, en dehors de toute lésion localisée, une sorte de dénutrition aboutissant à une fragilité anormale.

Sans aucune douleur prémonitoire, sans la formation d'aucune tumeur antécédente, se produisent à l'occasion de chocs futiles, d'efforts légers, en des points absolument identiques comme structure au reste de la diaphyse, des fractures dont la consolidation, le plus souvent, s'opère dans des délais normaux.

Il semble que la théorie qui veut attribuer à l'hydrargyrisme cette friabilité spéciale des os, n'ait pas raison d'être, car on a cité des fractures analogues à celles citées plus haut chez des malades n'ayant jamais pris de mercure.

MYOSITE SYPHILITIQUE

C'est à Ricord, Bouisson, Virchow, Lancereaux et Nélaton que l'on doit plus particulièrement l'étude des altérations tertiaires des muscles.

Ces lésions sont anatomiquement caractérisées ou par une infiltration néoplasique ou par la présence de nodosités plus ou moins volumineuses ; de là, deux modes pathologiques : myosite diffuse et myosite gommeuse.

Myosite diffuse. — La myosite diffuse se traduit par l'apparition de noyaux et de petites cellules arrondies qui infiltrent le tissu conjonctif des espaces interfibrillaires. Ces cellules embryonnaires s'organisent en un tissu fibreux nodulaire très rétractile étouffant la fibre musculaire ; d'où, raccourcissement et atrophie du muscle ; ou bien encore formation dans l'épaisseur du muscle d'éléments calcaires et même osseux.

Myosite gommeuse. — La gomme circonscrite développée dans la charpente du muscle ne diffère guère de la gomme que l'on retrouve partout ; elle est constituée par un amas de jeunes cellules au sein d'une masse fibrillaire. Tout autour pourtant se trouve une prolifération abondante de noyaux du sarcolemme.

Au bout d'un certain temps, la gomme devient fibreuse, se sclérose, subit la régression graisseuse ou encore l'incrustation calcaire.

Les deux formes que nous venons de voir ont souvent pour cause occasionnelle, soit un traumatisme, soit encore une inflammation de voisinage.

Signes. — La myosite diffuse rappelle un peu par ses caractères principaux la contracture observée dans la période secondaire.

Ce qui appelle l'attention c'est une tuméfaction diffuse avec signes d'inflammation subaiguë, persistante, sans tendance à la suppuration. La peau est tantôt simplement rosée, tantôt violacée avec un peu d'œdème dur et pâteux.

Au-dessous, le muscle a la dureté du bois et on en délimite nettement les contours.

La douleur, ressentie à peu près exclusivement au niveau des attaches tendineuses est provoquée par les tiraillements sur le muscle lésé. A l'état de repos, le malade n'éprouve guère qu'une sorte de lourdeur.

La gomme se traduit cliniquement par une tumeur d'abord petite et dure, mobile et se déplaçant avec le muscle quand celui-ci est au repos ; fixe, au contraire, avec lui quand il est contracté.

Plus tard, elle s'accroît, se ramollit, ou subit la transformation graisseuse ou calcaire.

La peau ne se modifie guère que dans les cas où la gomme ramollie tend à s'ouvrir pour déverser au dehors son contenu. La douleur se fait sentir au moment même où, à la suite des contractions, elle siège au niveau de la tumeur.

La marche des myosites syphilitiques est lente, insidieuse et ne se décèle parfois que fort tard.

Souvent ces lésions en imposent au début pour du rhumatisme ; ensuite, quand la gomme est ramollie, on croit à un abcès. Un examen approfondi, les signes particuliers de toute ulcération syphilitique et qui se retrouvent lors de l'ouverture de la gomme, ainsi que les anamnestiques et les autres altérations syphilitiques concomitantes, permettront le plus souvent de rectifier le diagnostic.

Au sujet du cancer, les signes que nous avons déjà énumérés plusieurs fois éviteront toute erreur.

Le pronostic de la gomme, surtout si le traitement intervient, est peu grave.

La forme diffuse peut, au contraire, dans certains cas, amener l'atrophie ou la destruction d'un certain nombre de faisceaux musculaires et déterminer une rétraction permanente.

Suivant son siège, la myosite affecte des formes un peu particulières, parmi lesquelles il nous faut étudier la myosite du sterno-mastoïdien qui, avec les myosites des muscles de la cuisse, de la jambe, du trapèze et du tronc, est la plus fréquente.

Gommes du sterno-mastoïdien. — La gomme du sterno-mastoïdien peut siéger en un point quelconque du muscle, de préférence pourtant aux extrémités, surtout à la partie inférieure, au chef sternal.

La gomme apparaît sous forme de masse dure, allongée suivant la direction des fibres ; ses contours sont difficiles à déterminer. Mobile avec le muscle à l'état de relâchement, elle devient fixe comme lui lorsqu'il est contracté ; parfois, elle subit, de la part de la carotide, un soulèvement qui peut faire croire à de l'expansion. Parfois, la tumeur est adhérente aux os voisins, clavicule, etc., qui eux-mêmes sont atteints.

Alors que la gomme se ramollit, la peau devient rosée, puis rouge sombre, œdématiée, adhérente et enfin s'ulcère.

Les troubles fonctionnels sont variables. C'est ainsi qu'on a vu la contractilité du muscle persister malgré des lésions gommeuses, nombreuses et étendues. Dans d'autres cas, la tête prend une attitude vicieuse pour des lésions de peu d'étendue.

La douleur le plus souvent est à peu près nulle. Quant aux troubles de compression, ils sont rarement marqués. On peut observer pourtant de la gène dans la déglutition ou encore des troubles dus à la compression de la trachée ou du récurrent.

Les complications phlegmoneuses surviennent parfois pouvant entraîner des gangrènes étendues. La terminaison normale est la fonte gommeuse ; parfois pourtant le processus régresse ; un noyau fibreux cicatriciel se forme qui souvent aboutit à l'ossification.

Un interrogatoire bien mené, un examen attentif, permettront de distinguer cette affection, du phlegmon de la gaine, de l'adénite, de l'hématome, de l'abcès froid, du kyste hydatique, du sarcôme et de l'anévrysme.

Lésions tendineuses et aponévrotiques. — Décrites par Lisfranc sous le nom de nodosités blanches, puis par Bouisson, les altérations des tendons et aponévroses se rapprochent beaucoup comme aspect et comme évolution des lésions musculaires. Même aspect, même évolution, soit vers la dégénérescence, soit vers la transformation fibreuse. A la suite pourtant de ramollissement gommeux, on peut observer un processus un peu particulier. A cause du manque de rétractilité de la poche, la gomme ramollie fait place à une cavité remplie d'une collection semi-liquide qui se vide imparfaitement à travers une étroite perforation cutanée, point de départ d'un ulcère parfois très tenace. Aux aponévroses, les altérations se traduisent par de larges plaques indurées sans bosselures, sans irrégularités, en forme de cuirasse et persistant fort longtemps sans occasionner de troubles notables des fonctions.

LÉSIONS ARTICULAIRES

Décrites par Richet, étudiées au point de vue anatomique par Lancereaux, puis par Fournier sous le nom de pseudo-tumeurs blanches, les lésions articulaires qui nous occupent sont des accidents tardifs.

Viennent par ordre de fréquence : les genoux, puis le coude, le poignet, le cou-de-pied, l'articulation temporo-maxillaire de la hanche, etc.

La lésion est d'ordinaire mono-articulaire. Lancereaux l'a pourtant observée simultanément aux deux genoux.

Le point de départ de l'arthropathie peut être le tissu fibreux péri-articulaire sous-synovial ; parfois la synovie elle-même ou, au contraire, les épiphyses osseuses (os ou périoste).

Si l'infiltrat se loge dans la couche sous-synoviale, il peut se condenser en noyaux ou s'étendre en nappes.

Si l'évolution se fait vers la sclérose, la capsule peut subir un épaississement et une induration uniformes ; c'est une sorte de blindage donnant à la synoviale la consistance de carton. Parfois la sclérose se fait irrégulièrement sous forme de grains ou de languettes fibreuses. La rétraction cicatricielle qui succède à ces altérations entraîne une gêne profonde des mouvements, pouvant déterminer une véritable constriction articulaire, une fausse ankylose. Suivant une théorie soutenue par Toussaint, le processus syphilitique évoluant sous forme de nodosité circonscrite dans le tissu sous-synovial, peut se développer sous la synoviale, s'en coiffer et finir par former la plupart des corps étrangers articulaires.

Le ramollissement est plus rarement observé, et peut, par son ouverture dans l'article, causer de graves désordres.

Les troubles réactionnels de toutes ces lésions

se traduisent par une réaction inflammatoire de la synoviale, avec épanchement tel parfois qu'il en impose pour une hydarthrose. Il est des cas où l'abondance des franges papillaires et des villosités ont pu faire croire à une formation gommeuse d'emblée sur la séreuse elle-même.

L'*arthropathie*, dans d'autres cas, a pour origine une légion osseuse développée au niveau des surfaces articulaires.

L'épiphyse contient alors une masse gommeuse, en communication ou non avec le canal médullaire. Bientôt, par suite du ramollissement de la gomme, le cartilage est détruit, et la gomme déverse dans l'articulation des bourgeons sanieux.

Parfois, le processus a débuté par la diaphyse et la moëlle, pour se propager secondairement à l'épiphyse et de là à l'article.

Alors que le tissu morbide se résorbe les brèches osseuses les crénelures sont comblées par de gros tractus fibreux.

Si l'on examine les cartilages attaqués, on voit que les capsules au lieu de renfermer des cellules cartilagineuses contiennent des granulations graisseuses. En d'autres points s'observent des altérations nettes d'ostéite raréfiante. La synoviale reste le plus souvent intacte. On peut pourtant observer un épanchement séreux.

Au point de vue symptomatique, s'il s'agit d'une lésion du tissu sous-synovial, le développement de l'arthropathie syphilitique est lent et insidieux. C'est à peine un sentiment de gêne, de tension d'abord, puis l'épanchement apparaît. La disparition et la réapparition intermittente de cette hydarthrose, dues à des poussées congestives passagères et qui jamais ne semblent distendre complètement la synoviale, peuvent déceler la nature syphilitique de la lésion. Au palper, on peut sentir les plaques scléreuses sous-synoviales, et tout autour des gommes rondes, molles ou dures. De gros craquements peuvent s'observer. Peu de réaction et peu de douleur. Rarement les malades sont obligés de garder le lit. Ils boitent, mais continuent à marcher si le mal est au genou.

L'appareil symptomatique que nous venons de voir, se rapproche de celui de l'hydarthrose simple, et l'intermittence de l'épanchement rappelle l'arthropathie liée aux corps étrangers articulaires.

Mais, dans l'hydarthrose chronique, la synoviale n'est pas modifiée ; il n'y a pas de gonflement ; enfin, l'épanchement est survenu lentement. Dans les cas de corps étrangers articulaires non syphilitiques, le corps articulaire dur et mobile ne s'accompagne d'aucune lésion synoviale ou osseuse. Il y a eu un traumatisme antérieur. On observe des poussées brusques de douleurs très vives que le repos soulage presque aussitôt. L'épanchement est toujours peu abondant.

Certains *pelotons adipeux périarticulaires* peuvent en imposer. Ce sont des masses résistantes de la forme et de la grosseur d'une olive, paraissant siéger dans les replis de la synoviale. Mais on a affaire, dans ces cas, à des sujets gras ; la synoviale est intacte. Il y a absence absolue de douleur et de tout phénomène morbide.

L'*arthropathie d'origine osseuse* est bien différente de celle dont nous venons d'étudier les symptômes. Elle peut se déclarer soudain par une brusque douleur généralisée à tout un membre et qui bientôt se localise. Cette douleur peut être atroce, mais, le plus souvent, elle est modérée, n'apparaissant que la nuit pour disparaître au matin. Aussi les mouvements sont-ils conservés et n'observe-t-on pas de contracture périarticulaire.

Le diagnostic sera basé sur l'examen des extrémités osseuses, les aspérités, les tuméfactions dont elles sont le siège, non moins que sur leur gonflement en masse, tout d'une venue (Fournier). A signaler ici l'éloignement caractéristique de la rotule.

L'épanchement existe, mais toujours peu marqué.

Si les lésions sont importantes, l'ankylose en sera la conséquence.

Quant à l'ouverture de la gomme dans l'articulation, elle peut nécessiter l'amputation du membre.

LÉSIONS DES BOURSES SÉREUSES

Cet accident, qui atteint de préférence les bourses séreuses exposées au traumatisme, telles que la bourse rotulienne, de la tubérosité du tibia, de l'olécrane, etc., se traduit par des phénomènes analogues à ceux que nous avons étudiés sur les synoviales articulaires : prolifération gommeuse dans les parois de la poche, léger épanchement de liquide dans l'articulation, douleur à peu près nulle.

Par suite d'une cause occasionnelle, il peut survenir de l'inflammation; ou encore l'évolution gommeuse peut se faire jour au dehors, déterminant une ulcération peu vaste mais profonde qui ne se comblera qu'au prix d'une cicatrice déprimée et indélébile.

LÉSIONS DES DOIGTS

Dactylite (panaris) syphilitique. — La syphilis peut atteindre isolément tous les tissus constituants des doigts : peau, tissu cellulaire sous-cutané, tendons, périoste et os. Les parties le plus fréquemment atteintes sont la première phalange ou l'extrémité inférieure du métacarpien. Le plus souvent, la lésion gagne tous ces tissus sans qu'il soit possible d'en déterminer le point de départ. Il semble pourtant qu'on puisse distinguer deux formes.

Dans la première, la gomme se développe primitivement au sein du tissu conjonctif sous-cutané pour envahir secondairement les autres tissus. La lésion se traduit par une tuméfaction diffuse partielle ou totale du doigt dont les téguments sont durs, tendus, violacés et luisants surtout à la face dorsale. La déformation est toujours très marquée. La phalangette étant très rarement atteinte, l'ongle reste indemne.

L'évolution est essentiellement chronique, ne

déterminant pas de douleur, pas d'inflammation. Le processus n'a aucune tendance à la désorganisation; aussi, ne provoque-t-il pas d'ulcérations. Mais il gagne peu à peu en profondeur, envahissant les capsules articulaires, déterminant soit une rigidité de l'article, soit, au contraire, une mobilité anormale, suivant que l'infiltration resserre ou distend les ligaments.

Les surfaces articulaires peuvent aussi se prendre donnant lieu à de la crépitation. L'épanchement intra-articulaire fait toujours défaut.

Dans une deuxième forme, c'est le tissu osseux qui est primitivement atteint. La peau apparaît tendue sur une tuméfaction fusiforme de la phalange; les plis sont effacés. C'est qu'alors, on a affaire à un syphilôme siégeant sous le périoste décollé. Peu à peu la masse caséeuse pénètre dans les canaux de Havers, déterminant la résorption progressive de l'os (carie sèche de Virchow) pouvant déterminer des fractures. On a vu parfois le mal se propager aux parties molles qui deviennent rouges, dures, sensibles, tuméfiées. L'ongle reste toujours indemne. La résolution peut se produire au bout d'un an et plus, mais non sans perte de substance du squelette; d'où la déformation connue sous le nom de *doigt en lorgnette*.

Alors que l'os est atteint primitivement dans ses parties profondes, qu'il s'agit d'une ostéomyélite, l'os se développe rapidement et prend la forme classique du spina ventosa.

Sous l'influence de la poussée gommeuse, le tissu compact de l'os se distend, s'ouvre spontanément livrant issue à un liquide filant, d'où la formation de fistules plus ou moins persistantes. Il est des cas où la lésion envahit les tissus articulaires voisins provoquant de la raideur, de l'ankylose, au contraire de la mobilité anormale.

Par les signes que nous venons d'énumérer, on conçoit que la dactylite syphilitique puisse être confondue avec certaines autres lésions :

Les *lésions rhumatismales chroniques* peuvent en imposer ; mais la lésion est essentiellement douloureuse ; elle siège dans les articulations et les gaines et n'intéresse nullement la peau et le tissu cellulaire. Presque toujours existent des nodosités osseuses, épiphysaires spéciales avec déformations du côté de la flexion. Pas de fistules ni d'ulcérations ; coïncidence enfin d'autres symptômes arthritiques.

Les *lésions goutteuses* sont l'apanage de gens mûrs, chez lesquels on trouve des préarticulaires caractéristiques, des nodules dans les gaines et les cartilages de l'oreille, enfin de l'acide urique dans le sang.

Quant à la dactylite strumeuse, elle est particulière au jeune âge ; s'il s'agit d'une périoste externe fongueuse, on trouve une tumeur molle, fluctuante, recouverte de téguments livides et comme empâtés. Son évolution est, du reste, relativement rapide aboutissant à une ulcération blafarde, indolente, à bords amincis, décollés, d'où s'écoule une matière purulente.

Quand il s'agit de dactylite profonde, de spina ventosa, le diagnostic ne peut guère se baser que sur les antécédents et les lésions concomitantes.

LÉSIONS DU CŒUR

Au *myocarde*, le siège de prédilection des accidents tertiaires est le ventricule gauche, puis le ventricule droit, l'oreillette droite et la cloison.

La forme scléreuse reconnaissable à la teinte blanche des tissus dont les fibres musculaires sont étouffées et atrophiées et la forme gommeuse circonscrite s'associent généralement ne se traduisant guère que par des palpitations de la dyspnée, de la cyanose avec douleur précardiale et à l'auscultation, bruit systolique de la pointe. Le pronostic est grave, car outre le spasme et la syncope qui peuvent entraîner la mort, on peut toujours craindre le ramollissement avec ouverture du foyer dans les cavités sanguines, et embolie consécutive.

L'hypertrophie cardiaque et la dégénérescence graisseuse sont aussi à redouter.

Rarement l'*endocarde* est atteint primitivement, mais il est souvent altéré par des lésions de voisinage, il s'épaissit alors, prend une consistance fibreuse, se ternit et se mamelonne.

On a signalé au niveau des valvules, de petites végétations analogues à des condylômes.

Le *péricarde* peut réagir par suite du voisinage de lésions du myocarde sous forme de péricardite plastique.

Quant à la gomme de cette séreuse, elle est extrêmement rare.

Lésions des vaisseaux sanguins. — Un certain nombre d'observations prouvent l'existence de lésions gommeuses des parois veineuses s'accompagnant de tous les signes ordinaires de la phlébite, cordon dur, douleur à la pression, œdème, etc.

Un cas de Deakin semble établir l'existence de la phlébite scléreuse.

La propagation aux parois veineuses de lésions voisines est fréquente.

ARTÈRES

Comme ce sont les artères cérébrales qui, la plupart du temps, sont le siège de lésions syphilitiques, et que nous ne nous occupons pas ici du système nerveux, nous serons bref sur les lésions artérielles.

La propagation aux vaisseaux, d'altérations de voisinage ne présente aucune particularité. Quant aux accidents primitivement développés dans leurs parois, il nous faut les étudier surtout au point de vue anatomo-pathologique.

Voici ce que l'on observe : Dans ces points malades, le vaisseau offre une coloration blanche et opaque ; parfois, de petites nodosités font saillie à l'extérieur, ou bien ce sont de petites poches anévrysmales pouvant atteindre le volume d'un œuf de pigeon. On peut encore se trouver en présence d'une atrophie cicatricielle avec rétrécissement et interruption de la lumière du vaisseau.

Il semble qu'au début, ce soit l'adventice qui soit atteinte ; ses éléments cellulaires sont le siège d'une prolifération intense. A mesure que se développe cet infiltrat périphérique, il s'organise en amas ou foyers multiples qui s'entourent de cellules géantes, tandis que le centre subit la transformation granulo-graisseuse.

Plus tard, la tunique interne est atteinte à son tour. Dans la couche qui sépare l'endothélium de la membrane fenestrée, les éléments normaux prolifèrent, déterminant une agglomération cellulaire analogue au tissu de granulations. A la partie externe, cellules aplaties, fusiformes, disposées parallèlement à la couche élastique; plus au centre, les éléments deviennent plus irréguliers, entremêlés de fibres élastiques et parcourus par de nombreux capillaires; plus près encore de la lumière du vaisseau, les cellules redeviennent aplaties ou fusiformes et sont recouvertes d'un tissu uni et lisse, sorte d'endothélium de nouvelle formation.

A mesure que la prolifération augmente, l'endothélium est soulevé, proémine sous forme de végétations, dans le canal vasculaire qu'il rétrécit de plus en plus.

Souvent enfin, par suite de l'inflammation de la couche endothéliale, les éléments embryonnaires sous-jacents s'accroissent, se fusionnent et oblitèrent ainsi complètement le vaisseau.

Quant à la tunique moyenne, elle n'est ordinairement pas atteinte directement, mais le plus souvent comprimée entre les tuniques externe et interne infiltrées ; ses cellules subissent la transformation graisseuse et peuvent même disparaître complètement.

On conçoit que, dans ce dernier cas, les tuniques externe et interne infiltrées subsistant seules, la paroi, sous l'influence de la pression sanguine pourra se distendre et parfois se rompre.

Symptômes. — Ce sont les troubles trophiques viscéraux qui décèlent les altérations vasculaires. Mais si l'on excepte celles des vaisseaux de l'encéphale, ces altérations sont rares. On a vu cependant se produire, à la suite d'artérite syphilitique, d'abord de l'engourdissement et la lividité des doigts et, plus tard, par suite de l'oblitération complète de l'axillaire, la gangrène du membre.

Le rôle du virus syphilitique dans le développement de certains anévrysmes des gros troncs tels que l'aorte, semble s'affirmer de plus en plus.

Lésions des vaisseaux et ganglions lymphatiques. — Les ganglions de la première et de la deuxième période de la syphilis, peuvent, dans certains cas, persister à la troisième période malgré un traitement suivi.

Les accidents tertiaires des organes peuvent aussi comme l'accident primitif, mais fort rarement, réagir sur le système lymphatique tributaire. C'est ainsi qu'à la suite de manifestations tertiaires viscérales, on peut observer l'engorgement des ganglions médiastinaux, bronchiques, mésentériques, lombaires, etc.

La localisation du processus syphilomateux au sein même du tissu lymphoïde, existe à n'en pas douter sous ses deux formes, diffuse et circonscrite.

Dans le premier cas, il y a tuméfaction, puis sclérose ; la glande, petite, grisâtre, arrondie, indurée, présente à la coupe une masse fibroïde, blanchâtre et élastique.

Parfois se développent des gommes circonscrites qui, se ramollissant, déterminent des ulcérations à bords rouge cuivre, décollés, avec petites franges. Le fond en est irrégulier, creusé d'alvéoles, hérissé de bourgeons et de parcelles nécrosées d'où s'écoule un liquide séreux et filant. La néoplasie gommeuse, peut, dans certains cas, gagner de proche en proche les tissus voisins, couche cellulaire, peau, muscles, et devenir phagédénique.

Ce sont les écrouelles ganglionnaires, gommeuses, ulcérées (Besnier).

On ne confondra pas ces accidents avec l'adénopathie scrofuleuse vulgaire qui peut la simuler, si l'on se souvient que la scrofule est l'apanage des sujets jeunes, qu'elle ne localise pas ses effets à un seul groupe de ganglions, enfin qu'elle a une évolution beaucoup moins rapide.

LÉSIONS DU POUMON

Les pneumopathies sont de deux sortes, suivant que l'on a affaire au syphilome diffus ou à la gomme. Au point de vue anatomo-pathologique, le syphilome diffus a de grands rapports avec la pneumonie interstitielle vulgaire.

C'est le stroma de l'organe, le tissu conjonctif interstitiel qui s'hypertrophie et se sclérose.

C'est autour des bronches moyennes que débute l'altération pour se rapprocher ensuite des lobules et des alvéoles ; c'est ainsi que les parties terminales des conduits aériens finissent par être enveloppés d'une sorte de gangue chondroïde, bleuâtre, qui, peu à peu, devient rétractile étouffant les portions de conduits qu'elle entoure, et qui sont bientôt le siège d'un rétrécissement presque absolu, tandis que le calibre au-dessus se dilate. Ce tissu de sclérose est constitué par des faisceaux très denses, semés d'éléments ramifiés fusiformes ou étoilés et de quelques cellules rondes. Tout autour, ce tissu de sclérose détermine souvent une certaine réaction inflammatoire du parenchyme se traduisant microscopiquement par l'accumulation de petites cellules jaunes, et symptomatiquement par des signes de pneumonie catarrhale.

Quant à la muqueuse bronchique et alvéolaire, on trouve son revêtement gonflé, trouble, en voie de dégénérescence graisseuse.

Les infundibula sont pleins de détritus granuleux entremêlés de noyaux. Ce sont là des altérations secondaires dues à la compression produite par les lésions conjonctives périphériques.

Les canaux sanguins au début restent perméables, gorgés de sang; mais ils ne tardent pas à leur tour à s'obstruer. Alors sont formés ces petits nodules pneumoniques que l'on trouve en grand nombre dans les poumons syphilitiques.

Gommes. — Les gommes peuvent siéger dans toutes les parties du poumon. Il est rare pourtant qu'elles siègent au sommet.

D'abord fermes, translucides et opalines, elles prennent plus tard une teinte blanc jaunâtre.

Tout autour, existe une zone fibreuse, grisâtre, nacrée et luisante, sorte de coque.

Le ramollissement se fait du centre à la périphérie et se termine, soit par résorption du produit dégénéré, soit par ulcération de la bronche voisine et évacuation du contenu.

Ce processus détermine la formation d'une caverne, c'est-à-dire d'une excavation limitée par une coque résistante à revêtement caséeux et pouvant s'oblitérer par le rapprochement des parois. Dans ce cas, on trouve, disséminées dans le poumon, des masses fibreuses contenant, en général, un petit noyau sec, caséeux ; ces masses cicatricielles douées d'une rétractilité considérable froncent le parenchyme périphérique, déterminant à la surface du poumon des sortes de dépressions à fond grisâtre. Il est rare que ces altérations ne s'accompagnent pas d'adhérences pleurales. Il se peut encore que les ganglions se prennent, ayant parfois une consistance pierreuse.

Signes. — Souvent les lésions tertiaires du poumon ne se manifestent par aucun symptôme bien net et passent inaperçues.

Alors que le diagnostic peut se faire, il y a lieu de distinguer les deux formes scléreuse et gommeuse. Au début, la forme scléreuse, la cirrhose, la phtisie fibroïde reste latente, mais peu à peu, la *diminution du champ respiratoire* due à la compression des alvéoles par l'infiltration détermine une dyspnée qui a pour caractéristique de s'accentuer quand vient le soir.

Bientôt survient de l'irritation bronchique avec toux légère suivie de crachats spumeux s'il s'y mêle de la pneumonie catarrhale.

L'hémoptysie, bien que rare, peut être fréquente et abondante.

Les signes physiques sont dûs à l'*induration du parenchyme* et au *rétrécissement des canaux aériens*. Voici quels ils sont :

1° *Percussion* : En un point limité, le plus souvent à la partie moyenne du poumon et surtout du droit, on observe une diminution notable de la sonorité ; parfois un son franchement mat avec augmentation des vibrations thoraciques. A l'*auscultation*, la respiration devient en ce point, rude ou râpeuse à cause du frottement de l'air sur les parois inégales et anfractueuses des bronches. L'expulsion de l'air est ainsi ralentie, déterminant un bruit d'expiration prolongée.

Quant aux vibrations vocales, elles sont exagérées.

Par suite de la dilatation secondaire des bronches au-dessus du point rétréci, la dyspnée s'accentue et l'on constate l'existence d'un souffle circonscrit avec bronchophonie et râles plus ou moins gros.

Ces lésions, même dans la forme diffuse, ne sont jamais suffisamment étendues pour déterminer une gêne telle que le ventricule droit ait à en souffrir et se dilate.

2° *Dans la forme gommeuse*, les phénomènes ne se manifestent guère qu'au moment du ramollissement de la gomme et de son ouverture dans une bronche. Sans aucune inflammation, apparaissent alors des *phénomènes cavitaires*, souffle caverneux, râles muqueux, gargouillement, voix tubaire, pectoriloquie ; il se produit alors brusquement une abondante expectoration d'un liquide séreux contenant des grumeaux jaunâtres et parfois du sang, constitués par une petite quantité de tissu pulmonaire infiltré de noyaux inflammatoires et traversé de vaisseaux.

Pendant longtemps, l'état général reste à peu près parfait ; à la fin pourtant, il s'altère, le malade s'amaigrit, se cachectise, le teint devient terreux, mais les sueurs nocturnes, la diarrhée et la fièvre sont extrêmement rares. Toutefois, quelque temps avant la mort, survient une fièvre hectique à paroxysmes nocturnes qui enlève le malade.

A moins de concomitance, d'autres accidents syphilitiques, dont les plus fréquents sont les laryngopathies, le diagnostic des pneumopathies syphilitiques est entouré de grandes difficultés.

L'*abcès du poumon* se distinguera pourtant par sa marche rapide, hyperthermique, et son expectoration franchement purulente.

Le *kyste hydatique*, le plus souvent localisé au voisinage du foie, se reconnaîtra aux caractères spéciaux de son expectoration.

Le *cancer du poumon*, détermine des lésions beaucoup plus étendues d'ordinaire ; le plus souvent, du reste, il est secondaire.

C'est avec la *tuberculose* que le diagnostic est le plus épineux.

Mais, dans le cas de tuberculose, on retrouve fréquemment des antécédents héréditaires, le sujet est moins âgé ; les lésions siègent au sommet ; l'évolution est plus rapide ; l'état général est bien plus vite altéré. Enfin on observe des sueurs nocturnes, de la diarrhée et des poussées fébriles. L'examen des crachats lèvera tous les doutes, s'il est positif.

LÉSIONS DU FOIE

Le foie est souvent atteint dans la syphilis, mais d'ordinaire tardivement ; l'hépatite précoce n'existant guère que dans les syphilis malignes.

Certains sujets et particulièrement les paludiques et les alcooliques y semblent spécialement prédisposés.

Anatomie pathologique. — Comme partout, nous retrouvons les deux variétés diffuse et circonscrite.

Il est à remarquer que ces lésions, même diffuses, ne se généralisent presque jamais à tout l'organe, et ont une évolution extrêmement lente.

Au début, par suite de néoformation de tissu conjonctif, l'organe est accru dans sa masse ; plus tard, à l'époque où le tissu se sclérose et se rétracte, il y a au contraire atrophie.

Mais comme les lésions se développent par poussées successives, on peut observer à la fois, diminution de volume d'un lobe et hypertrophie de l'autre.

Quant au syphilome diffus, il se présente toujours avec sa même structure : développement des cellules embryonnaires constituant un tissu conjonctif de nouvelle formation.

Ce dernier en se sclérosant devient rétractile. Or, cette altération portant sur le tissu interstitiel et, en particulier, sur la capsule de Glisson, cette dernière se constelle de dépressions d'un blanc bleuâtre dont le fond est constitué par un tissu fibreux. Ce tissu fibreux se propage le long des vaisseaux, s'irradie entre les lobes et les lobules, formant des cordons ligamenteux, des brides qui dentellent les bords de l'organe, le cloisonnent, isolant parfois complètement certains lobules.

Malassez fait remarquer que ce tissu peut pénétrer dans l'intérieur des lobules, écartant les cellules les unes des autres. Ces dernières, bientôt comprimées et étouffées, ne tardent pas à s'infiltrer de granulations graisseuses. Bientôt les vaisseaux, artérioles et capillaires sont obstrués, détruits et n'apparaissent plus que sous forme de petites masses amyloïdes.

L'organe hépatique prend alors un aspect jaunâtre. Cette teinte et les adhérences fibreuses qui l'unissent aux organes voisins, caractérisent l'hépatite syphilitique.

La gomme est constituée à son centre par des amas de granulations graisseuses, parcourus en tous sens par de petits vaisseaux avec çà et là des fibres conjonctives et de petits corps arrondis très réfringents, réfractaires au carmin et colorables par la purpurine, caractéristiques pour Malassez des noyaux caséeux syphilitiques.

Plus en dehors se trouvent des faisceaux scléreux envahis par la dégénérescence graisseuse.

Plus encore vers la périphérie, existe le même tissu scléreux, mais n'ayant pas encore subi la dégénérescence graisseuse et contenant des éléments lymphoïdes, des cellules conjonctives et des cellules fusiformes (Julien).

Tout autour de la gomme existe une sorte de coque constituée par des cellules embryonnaires lymphoïdes dues à l'irritation produite sur les tissus voisins par la lésion gommeuse.

Signes. — Il n'est point ici de signes pathognomoniques ; c'est par la réunion d'un certain nombre de signes plus ou moins nets et plus ou moins constants qu'il est possible de diagnostiquer l'affection.

La douleur est un des symptômes les plus fréquents. Il existe une gêne, une pesanteur dans l'hypochondre droit ou l'épigastre, mais sans aucune irradiation vers l'épaule. Elle est accrue par la marche, la station debout et la palpation. Cette dernière, aidée de la percussion, peut permettre de découvrir non pas tant une modification de volume de l'organe, qu'une déformation, une disproportion des lobes ; comme aussi les dépressions cicatricielles des faces, et les scissures du bord libre. S'il s'agit de la forme gommeuse, on pourra sentir sur la face des boules saillantes, dures et nettement circonscrites. Par suite de la destruction progressive des cellules hépatiques, la secrétion de la bile peu à peu diminue, mais ne cesse jamais, l'organe n'étant jamais altéré dans sa totalité. Si, par cas, sur le trajet des voies biliaires, la néoformation de tissu fibreux détermine de la compression, il y a ictère ; cette compression peut également être produite par une gomme. Il est des cas inexpliqués où l'ictère s'établit dès le début bien avant, semble-t-il, l'existence d'altérations sérieuses.

Comme troubles digestifs, on peut observer des vomissements très précoces parfois ; plus tard, de la diarrhée avec ballonnement du ventre.

L'*ascite* peut être produite par des gommes ou par la sclérose à la période hypertrophique ; dans ces cas, elle évolue lentement ; très vite, au contraire, s'il s'agit d'une péritonite chronique ou même aiguë. On a pu observer aussi l'œdème des membres inférieurs.

Les troubles circulatoires apportés dans le domaine de la veine-porte peuvent aussi se traduire par du melœna, des hématémèses et des épistaxis.

Les adhérences, si elles sont nombreuses, peuvent amener de la gêne dans le jeu du diaphragme et déterminer de la dyspnée. La rate peut aussi être entourée d'une carapace due à de la périsplénite ; les ganglions abdominaux parfois sont envahis, le rein troublé dans son fonctionnement, la veine-porte thrombosée, le sang lui-même modifié dans sa composition, toutes affections qui expliquent l'œdème que l'on observe fréquemment.

L'évolution est lente, sauf dans de rares exceptions où l'on a vu la mort survenir au bout de trois semaines. Mais de poussées en poussées, le malade finit par se cachectiser et meurt d'une des nombreuses complications qui sont l'apanage de l'état marastique.

On cite pourtant des cas où, même sans l'intervention bienfaisante du traitement, les lésions ont rétrocédé, et les accidents ont disparu.

Bien que le diagnostic soit difficile à établir, il peut parfois se faire.

Le cancer souvent peut prêter à l'erreur, surtout le cancer secondaire ; mais le foie devient alors plus volumineux, la douleur est plus accentuée, l'évolution plus rapide ; il y a dépression plus soudaine des forces, une teinte et une cachexie spéciale.

Le *kyste hydatique* se caractérise par une saillie globuleuse, lisse, avec parfois frémissement vibratoire, on peut, de plus, observer du dégoût des matières grasses et des poussées urticariennes.

La cirrhose alcoolique se distingue anatomiquement par sa localisation périlobulaire.

Cliniquement, ces lésions sont plus étendues, l'ascite plus fréquente, la rate est grosse, les phénomènes digestifs sont beaucoup plus constants et plus marqués.

LÉSIONS DES GLANDES VASCULAIRES SANGUINES

Rate. — Si la rate, à la période des accidents secondaires, semble particulièrement souffrir, il en est tout autrement à la période tertiaire.

On cite, dans certains cas, un peu d'hypertrophie totale, une décoloration partielle de la pulpe, une légère induration du parenchyme.

Quant aux syphilomes diffus ou circonscrits, ils sont extrêmement rares.

La gomme circonscrite affecte les caractères de la gomme hépatique; elle peut exister sous forme miliaire généralisée pouvant être prise pour de la tuberculose.

Le syphilome diffus se caractérise à la première période de son évolution par une hypertrophie partielle de l'organe avec condensation du tissu et coloration brun foncé simulant un infarctus. Alors que la lésion évolue vers la sclérose, elle prend, au contraire, une teinte grisâtre et se rétracte, déterminant des dépressions cicatricielles. Parfois elle apparaît sous forme de taches de la grosseur d'un pois disséminées dans tout l'organe. La périsplénite concomitante est fréquente. Cliniquement, les lésions passent inaperçues.

Capsules surrénales, corps thyroïde, tige pituitaire. — Les capsules surrénales ont été souvent trouvées augmentées de volume. La forme gommeuse miliaire a été aussi constatée.

On trouvait la substance propre semée de granulations jaunâtres et dures ; la couche corticale était composée de corps jaunâtres, graisseux, disséminés au milieu d'une substance amyloïde, comme vitreuse.

Le corps thyroïde a fréquemment été trouvé hypertrophié.

On signale quelques cas d'altérations gommeuses du corps pituitaire.

LÉSIONS DES REINS

Les gommes du rein sont rares ; la sclérose, au contraire, serait fréquente au dire de Lancereaux.

Quant à la dégénérescence amyloïde, elle n'est pas due, à proprement parler, à la syphilis, mais à l'état marastique dans lequel tombent les sujets à la dernière période de la syphilis.

La gomme circonscrite occupe, soit la substance corticale (Cornil), soit les pyramides. Leur volume est d'ordinaire très petit. Tout autour est une zone gélatineuse d'un blanc grisâtre qui la sépare nettement des tissus avoisinants.

Dans la néphrite interstitielle, on observe les deux états successifs que nous avons trouvés dans les autres organes ; prolifération conjonctive interstitielle, puis sclérose, rétraction qui, étouffant les glomérules et les tubes urinifères, obturent leurs conduits à moins que leur lumière ne soit emplie et étayée en quelque sorte par des dépôts amyloïdes (Lailler). A la coupe, l'organe paraît parsemé de petits points jaune rougeâtre et peut affecter la forme du petit rein granuleux ou du gros rein blanc.

D'ordinaire, la lésion est unilatérale. Quant à la dégénérescence graisseuse, elle est la suite de la cachexie.

Signes. — Quand le parenchyme rénal est détruit sur une assez grande étendue pour déterminer des troubles marqués de ses fonctions, alors seulement la lésion se manifeste. Ce sont les troubles ordinaires des maladies rénales : douleurs lombaires, céphalée, embarras gastrique, dyspepsie, vomissements, puis épistaxis, œdème, épanchements dans les cavités séreuses. On observe alors de la polyurie et de l'albuminurie.

L'évolution est celle des néphrites et se termine par l'urémie, si le traitement ne vient y mettre bon ordre.

Quant à l'hémoglobinurie, qui souvent est concomitante, on ne sait s'il faut la mettre sur le compte même de la syphilis ou de la lésion rénale.

LÉSIONS DU TESTICULE

Les lésions tertiaires des testicules sont assez fréquentes, puisque Julien les estime à un dixième des cas d'accidents tertiaires. Elles apparaissent vers la huitième année de syphilis, principalement à l'époque de la vie génitale active, c'est-à-dire de 20 à 30 ans.

Pour certains auteurs, les accidents d'autre nature ayant intéressé les testicules antérieurement seraient une cause d'appel ; pour d'autres, ce serait là, au contraire, un obstacle.

C'est le testicule lui-même qui est essentiellement et à peu près toujours intéressé ; dans plus de la moitié des cas, l'épididyme ne participe même pas à la lésion.

Plus rares encore sont les cas où le cordon est atteint. A remarquer enfin que l'affection est ou devient presque toujours bilatérale.

Anatomie pathologique. — L'orchite scléreuse est une inflammation du tissu conjonctif interstitiel ; il y a néoformation de cellules embryonnaires devenant conjonctives; puis les cloisons radiées se tendent, la coque se double de plaques résistantes (albuginite syphilitique de Ricord) ; l'organe dans son entier est distendu et gonflé. Bientôt les canalicules séminifères comprimés et étouffés s'obstruent, s'atrophient ; leur membrane propre se détruit pendant que le tissu conjonctif néoformé se sclérose, se rétracte. Le testicule commence alors à diminuer de volume au point de devenir gros comme une noix, une noisette. C'est une petite masse de tissu compact et blanc. Le processus le plus souvent n'envahit pas toute la glande. Certaines parties seulement sont atteintes, se sclérosent et s'atrophient donnant à la glande, par leurs dépressions, une apparence lobulée.

L'épididyme, quand il est envahi, participe aux mêmes lésions.

De plus, comme l'albuginée est d'ordinaire enflammée chroniquement, elle détermine du côté de la vaginale une irritation de voisinage se traduisant soit par une hydrocèle, soit par des végétations ou des adhérences.

L'orchite gommeuse est presque toujours unie à la sclérose ; c'est en quelque sorte une transformation du tissu conjonctif de néoformation qui, au lieu de se scléroser, se caséifie. On observe alors de petites masses jaunes, fermes et compactes au milieu de tractus calleux, coniques et blanchâtres ; au centre même, commence la métamorphose graisseuse. Il est exceptionnel que ces foyers gommeux se ramollissent.

Signes. — Le début est d'ordinaire insidieux. L'évolution, en effet, s'effectuant à peu près sans inflammation et sans douleur ; c'est à peine si l'on peut observer quelques douleurs gravatives principalement nocturnes, quelques tiraillements. Aussi, l'attention n'est-elle guère éveillée que par la découverte d'une modification suffisamment profonde du ou des testicules atteints.

Cette lésion peut passer d'autant plus facilement inaperçue que l'intégralité des téguments des bourses est la règle.

Il est des cas pourtant où le début se fait bruyamment avec rougeur, douleur vive, par une fluxion aiguë intéressant la totalité de la glande. Ricord, Duplay et Reclus en ont fourni des exemples. Cette inflammation, du reste, ne tarde pas à tomber et la maladie évolue ensuite sous la forme chronique habituelle.

Une fois l'attention éveillée, si l'on a affaire à la forme scléreuse, l'examen fera reconnaître une tuméfaction du testicule qui atteint le volume d'un œuf, d'une mandarine. La forme en est conservée. Au toucher, l'organe est dur dans son ensemble ; la surface en est irrégulière grâce à la périorchite qui détermine dans l'albuginée de petites plaques chondroïdes.

L'épididyme, s'il est atteint, se perçoit en arrière, couché le long du testicule sous forme de bourrelet dur, se terminant en pointe à sa partie inférieure. C'est d'ordinaire sa tête qui est prise de préférence.

L'hydrocèle qui s'observe dans la majorité des

cas est peu abondante, suffisante parfois pour masquer les lésions du testicule. Quant à la funiculite, elle est rare ; le cordon devient alors rigide et très dur.

L'évolution est extrêment lente. Livrée à elle-même, la lésion évolue fatalement vers la sclérose. Mais comme, le plus souvent, elle laisse intactes certaines portions du testicule, les fonctions de la glande sont conservées, sauf dans quelques cas assez rares.

La gomme, dans la plupart des cas, masquée par la sclérose concomitante passe inaperçue à moins qu'elle ne se ramollisse. Elle fait alors saillie à la surface du testicule ; bientôt l'inflammation gagne les bourses qui rougissent et s'ulcèrent donnant issue au bourbillon gommeux. Contrairement aux gommes tuberculeuses qui, siégeant en thèse générale sur l'épididyme, s'ouvrent en arrière, les gommes syphilitiques s'ouvrent en avant du testicule à la partie antérieure du scrotum.

Une fois le bourbillon évacué, reste l'ulcère. Les bords taillés à pic, déchiquetés, surplombent une cavité anfractueuse à parois sèches à fond bourbillonneux se détachant par fragments.

Parfois l'ulcère se remplit et donne issue à une masse bourgeonnante. Il y a fongus superficiel si les bourgeons sont formés seulement de végétations exubérantes d'origine scrotale, ou encore par l'albuginée seule (albuginite végétante) ; profond, s'il entre dans leur constitution une partie ou la totalité de la glande. On voit alors étalés au-dessus de la peau qui leur forme un collet, des bourgeons rougeâtres à surface sanieuse.

Ces bourgeons sont constitués par des granulations et des masses conjonctives traversées par de nombreux paquets de vaisseaux.

Ce fongus, dit fongus bénin du testicule cède au moindre traitement : le fer rouge, la ligature élastique.

Nous avons vu que le pronostic est relativement bénin, car, outre que la lésion cède merveilleusement au traitement spécifique, le plus souvent les fonctions de la glande sont conservées.

Le diagnostic basé sur les anamnestiques est facile d'ordinaire.

L'*orchi-épididymite blennorrhagique chronique* peut pourtant prêter à confusion.

Elle est peu douloureuse, en effet, mais l'épididyme est fréquemment atteint ; du reste, la membrane d'enveloppe reste intacte et n'offre jamais de plaques chondroïdes comme dans la syphilis.

Le *sarcocèle* cancéreux ne frappe qu'un testicule ; il envahit l'épididyme, le cordon ; les ganglions profonds sont rapidement atteints ; la tumeur volumineuse, de consistance inégale renferme des bosselures, des points ramollis, des foyers hémorrhagiques.

Quand il y a ulcération, on voit de gros bourgeons irréguliers, sanguinolents, sécrétant un ichor fétide. La douleur est extrême, l'évolution beaucoup plus rapide.

Quant aux *gommes tuberculeuses*, elles sont volumineuses, s'accroissent beaucoup plus rapidement ; elles adhèrent précocement à la peau. Les ulcérations qu'elles déterminent s'ouvrent en arrière des bourses, en face de l'épididyme qui est l'organe d'ordinaire affecté. Leurs bords sont décollés et minces, non taillés à pic. De plus, le canal déférent, la prostate, les vésicules et même les poumons sont souvent atteints concomitamment.

PROSTATE, UTÉRUS, OVAIRES

Prostate. — La prostate peut être atteinte dans la syphilis. On en cite quelques observations, mais on n'a pu encore recueillir des données bien précises.

Utérus. — On cite quelques cas de gommes de l'utérus.

Ovaires. — Lécorché rapporte une observation de lésion scléreuse de l'ovaire. Les cas en sont rares ; Lancereaux a signalé des gommes de l'ovaire ; Bouchard et Lépine des gommes des trompes. Ce sont là de rares exceptions.

ORGANES SENSORIELS

Œil. — Les lésions des parois osseuses de l'orbite ne présentent rien de particulier au point de vue anatomo-pathologique; au point de vue symptomatique, elles peuvent se traduire simplement par un léger œdème palpébral, des douleurs névralgiformes à paroxysme nocturne et une sensibilité particulière du périoste.

Parfois la tumeur devient suffisamment volumineuse pour repousser en avant le globe de l'œil et tuméfier la paupière ; le diagnostic est facile alors. Si la suppuration survient, elle peut déterminer la formation de fistules ou d'adhérences de la paupière à la peau déterminant de l'ectropion.

Galezowsky et Alvarez insistent sur une sorte de syphilome développé au milieu des tissus intra-orbitaires et spécialement dans la capsule de Tenon, enchâssant comme d'un collier le globe de l'œil au point de provoquer des paralysies et de l'exophtalmie.

Glandes lacrymales. — Si la glande elle-même est envahie, elle forme une tumeur dure au niveau du côté externe de la paupière soulevée.

Paupières. — S'il s'agit d'une gomme à évolution normale, on croit souvent à un chalazion.

Parfois pourtant la lésion prend une allure aiguë aboutissant rapidement à l'ulcération avec œdème périphérique et, comme complication parfois, la perforation complète de la paupière.

Lorsque le tarse est envahi primitivement (tarsite gommeuse), il s'infiltre, s'épaissit, tandis que la peau reste intacte.

Cette lésion pouvant devenir très volumineuse détermine de la douleur et une gêne fonctionnelle extrêmes.

Il est rare que la cicatrisation produise une déformation considérable de la paupière.

Conjonctive. — La conjonctive peut être atteinte de syphilome pouvant empiéter sur la cornée, et simulant le cancroïde à s'y méprendre.

La lésion peut évoluer aussi sous forme d'infiltrations périlimbique, enchâssant la cornée.

Voies lacrymales. — Ces voies peuvent être atteintes dans leur charpente osseuse. S'il s'agit d'exostose et d'hyperostose, elles siègent de préférence sur la branche montante du maxillaire, l'apophyse orbitaire du frontal et l'unguis. Elles sont donc le plus souvent perceptibles au toucher. Un rétrécissement en est souvent la conséquence.

La périostite gommeuse peut aussi être cause de rétrécissement ; elle suppure parfois. L'ostéite se rencontre également.

Au cas où la lésion prend naissance dans la muqueuse même du conduit, l'altération spécifique se développe en un point du sac lacrymal. Si ce point ne repose pas sur des plans résistants qui les brident, la lésion pourra se développer sans trop obstruer le calibre du conduit ; dans le cas contraire, le rétrécissement survient rapidement. Au niveau du canal nasal, comme les parois adhèrent à l'os de partout, le rétrécissement sera inévitable.

Cornée. — Ce n'est que très exceptionnellement que l'on observe les lésions syphilitiques de la cornée. Celle-ci apparaît alors épaissie, blanchâtre. Sur la face profonde est un épaississement d'une teinte blanc jaunâtre, autour duquel semblent rayonner les plis de la membrane de Descemet. Il y a là une accumulation énorme de leucocytes. La surface de la cornée reste brillante et polie. Les symptômes sont ceux de l'abcès de la cornée : troubles de la vue, photophobie, larmoiements, douleurs orbitaires. Bientôt surviennent des accidents inflammatoires ; bientôt, la conjonctive se vascularise.

L'iris à son tour réagit.

Parfois, au dire de Fournier, tout autour de la cornée apparaissent de petites papules de coloration jaunâtre, larges comme une petite tête d'épingle.

Le diagnostic devra se faire avec : 1° la kératite interstitielle à évolution lente, à petits foyers d'un blanc grisâtre disséminés.

2° L'abcès aigu dont les accidents sont nettements inflammatoires ; l'ulcération et l'hypopion lèveront les doutes.

3° L'abcès asthénique survenant chez les enfants scrofuleux au-dessus de huit ans, et se traduisant par une infiltration purulente indolente.

Cristallin. — La cataracte qui, suivant nombre d'auteurs, apparaîtrait dans les premiers temps de la période tertiaire, serait une catégorie molle. On a aussi signalé quelques troubles du corps vitré.

Oreille interne. — L'otite labyrinthique directe avec infiltration syphilomateuse se traduit par du vertige, des nausées, des bourdonnements avec diminution de l'acuité sensorielle et parfois surdité.

Les ulcérations osseuses de la caisse, hyperostose, carie du temporal sont plus fréquentes.

Les signes ordinaires sont de la surdité, des étourdissements et des sensations subjectives, avec menaces de complications méningitiques et cérébrales.

SYPHILIS MALIGNE

—

Pour qu'il y ait syphilis maligne, il faut le concours de deux facteurs : rapidité toute spéciale d'évolution et gravité des symptômes.

Étiologie. — On a invoqué un grand nombre de causes pour expliquer cette forme terrible. *On a fait intervenir la qualité du virus*, mais ne voit-on pas des syphilis bénignes déterminer chez les sujets contaminés des syphilis de la plus haute gravité et réciproquement ? A côté de ces faits, on a cité des cas de syphilis maligne déterminant, à de nombreuses reprises, des syphilis non moins graves. Le *point d'inoculation* semble également avoir peu d'importance. Il semblerait pourtant que les *chancres extra-génitaux* aient une virulence spéciale. L'*état général du sujet* paraît jouer un rôle plus important. Les blonds, les lymphathiques, les scrofuleux semblent particulièrement menacés.

Il en est de même des vieillards, des alcooliques, des paludiques surtout et avant tout et de tout sujet atteint de tare quelconque, diasthésique ou accidentelle. Les femmes enceintes, les nourrices y sont aussi exposées. Quant à l'hygiène, elle joue un rôle à n'en pas douter.

Quant à inférer des conclusions quelconques de la bénignité ou de la nocivité des accidents primitifs, c'est là une erreur absolue. Tel chancre léger déterminera une syphilis maligne, tel autre, grave au contraire, ne sera suivi que d'accidents secondaires et tertiaires peu marqués.

Il semble pourtant que, dans certains cas, la brièveté de la période d'incubation soit d'un fâcheux pronostic.

Signes. — L'évolution de la syphilis maligne se caractérise par son défaut de régularité. Plus de gradations nettes, plus de périodes primitive, secondaire et tertiaire nettement séparées.

A peine le chancre existe-t-il depuis deux, trois semaines que déjà la peau se couvre de boutons, d'éruptions de toutes sortes. Bientôt apparaissent des lésions osseuses, des accidents viscéraux, et, particularité assez fréquente, des douleurs profondes, intolérables qui font rarement défaut. En même temps s'observent des symptômes généraux : fièvre, prostration, état typhoïde.

Ce sont surtout les *lésions tégumentaires* semble-t-il qui présentent dans la forme maligne des caractères particuliers.

Toutes ont pour caractère commun d'être humides et d'aboutir à des ulcérations. Elles sont généralisées d'ordinaire et atteignent de préférence le visage, le cuir chevelu et les membres inférieurs ; elles évoluent par poussées successives.

Syphilide pustulo-vésiculeuse. — Analogue au rupia, cette forme d'éruption se traduit par des infiltrations tégumentaires qui se mortifient et déterminent l'exsudation d'un liquide qui se concrète en croûtes verdâtres plus ou moins épaisses. Il s'en exhale une odeur fétide ; d'ordinaire, ces éruptions sont le siège de cuissons et même de douleurs surtout pendant la nuit. La cicatrisation se fait par bourgeonnement.

Syphilide tuberculo-ulcéreuse. — Elle consiste en une éruption de boutons qui, d'abord petits, atteignent la grosseur d'une groseille, d'une cerise.

Leur teinte est rouge sombre, ils sont recouverts au début de squames blanchâtres analogues à celles du psoriasis, puis de véritables croûtes verdâtres sous lesquelles se creuse une perte de substance assez profonde ; les lymphatiques s'engorgent souvent au voisinage. La cicatrice produite par bourgeonnement est toujours pigmentée, souvent déprimée et traversée de brides.

Syphilide tuberculo-ulcérante gangréneuse. — Cet accident survient alors que les vaisseaux nourriciers du point contaminé sont totalement obstrués par l'infiltration syphilomateuse. Entourant l'ulcération qui se produit, apparaissent alors de petits points hémorrhagiques, sorte de purpura.

Cette gangrène est une complication survenant surtout sur les grosses papules; on voit alors la surface cutanée qui les recouvre se mortifier et devenir une escarre noirâtre et sèche; cette escarre envahit les tissus voisins déjà tuméfiés et indurés. Puis il y a formation d'un sillon tout autour de l'escarre, ensuite élimination de cette dernière, sous laquelle apparaît une ulcération à fond grisâtre qui rappelle le chancre primitif; la cicatrisation se fait alors par bourgeonnement à moins que l'ulcère ne devienne phagédénique.

D'ordinaire, l'état général se ressent de ces lésions profondes. Le malade est prostré, miné par la fièvre, en proie à des vomissements, son teint se plombe, il s'amaigrit rapidement.

Le pronostic est toujours grave. Souvent la mort survient par cachexie.

SYPHILIS QUATERNAIRE

(CACHEXIE SYPHILITIQUE)

Qu'elle succède à une syphilis maligne comme cela a lieu d'ordinaire ou à une syphilis prolongée, la cachexie peut être le dernier terme de la vérole.

Cette cachexie diffère peu des cachexies d'origine autre. Aucun organe, aucun tissu, aucune fonction n'est indemne. Le sang a moins d'hématies et plus de leucocytes, l'albumine et les sels y sont en quantité absolument modifiée. Le tégument est sec et décoloré parfois d'une teinte verdâtre et exhale, au dire de certains médecins, une odeur particulière.

Signes. — Le signe le plus constant est l'insomnie. Le jour, le malade se plaint de céphalalgie continuelle ; il est abattu, mélancolique, les digestions sont bientôt troublées, la diarrhée s'établit bientôt, précédée de vomissements ; l'haleine est fétide.

Enfin la fièvre hectique se déclare, intermittente d'abord, avec ou sans frissons, puis continue.

La mort survient par marasme ou par une de ces complications si habituelles dans l'état cachectique, phlegmasie du poumon, de la plèvre, du péritoine, ou œdème généralisé.

SYPHILIS HÉRÉDITAIRE

—

Connue de Paracelse, puis d'Ambroise Paré, Doubiet, Mahon, Bertin et, plus récemment, d'Hutchinson, etc., et surtout de Parrot, A. Fournier, L. Jacquet.

ÉTIOLOGIE

Rien n'est plus complexe et plus controversé que la question étiologique de la syphilis héréditaire.

Influence de la mère. — Sur ce point, il n'y a pas de doute. Il est évident *a priori* que, par sa seule influence, la mère peut contaminer l'œuf qu'elle porte. Les observations, du reste, abondent de femmes saines dont le mari est et reste sain qui, prenant un nourrisson syphilitique sont infectées alors par lui, et devenant alors enceintes ou bien accouchent prématurément, ou bien à terme, mais d'un enfant vérolé.

Dans d'autres cas, des femmes infectées par un premier mari, en épousent un second qui, lui, reste indemne, et pourtant l'enfant qu'ils procréeront sera syphilitique.

Il ne faudrait pas croire pour cela qu'une femme syphilitique doive nécessairement enfanter des enfants syphilitiques.

Tant que la malade, en effet, en est à la période des accidents contagieux, chancre et accidents secondaires, il est rare qu'elle mène à terme sa grossesse ou qu'elle donne naissance à un enfant sain; alors, au contraire, qu'elle arrive à la période tertiaire, quand bien même elle serait couverte d'accidents, il est d'observation courante qu'elle accouche d'enfants n'ayant nulle tare syphilitique.

L'action thérapeutique est aussi merveilleuse, et, en peu de temps, on peut juger de son efficacité.

Qu'arrive-t-il par exemple si la femme est contagionnée seulement pendant une grossesse?

Si la contagion se fait pendant les premières semaines, les premiers mois, il semble que le virus puisse en quelque sorte passer à travers le filtre placentaire et contaminer le fœtus qui naît syphilitique.

Plus tard, vers le septième mois environ, la règle est, au contraire, que le virus ne soit pas absorbé par le fœtus qui restera indemne.

Peut-être ne faut-il voir que le fait d'une résistance plus grande du virus syphilitique de la part du fœtus plus développé. Quoi qu'il en soit, c'est à cette sorte de syphilis acquise en quelque sorte pendant la vie intra-utérine que Cazenave proposait de donner le nom de *syphilis congénitale* par opposition à la syphilis héréditaire proprement dite.

Loi de Colles. — Il nous faut ici parler de la loi de Colles qui joue un si grand rôle dans la question étiologique de la syphilis héréditaire.

Elle peut s'énoncer ainsi : un nouveau-né affecté de syphilis héréditaire, bien qu'il en porte des accidents à la bouche même, ne fait jamais venir d'ulcération au sein qu'il tète si c'est sa mère qui l'allaite, tout en restant capable de contaminer une nourrice étrangère.

Cette loi, bien que discutée, semble nettement établie. Or, cette loi ne peut avoir qu'une interprétation qui s'impose ; si toute mère d'enfant atteint de syphilis héréditaire est réfractaire à l'inoculation du virus, c'est toujours parce qu'elle-même a été contaminée préalablement.

Pas de syphilis donc sans infection antécédente de la mère, infection qui reste souvent latente, sorte de syphilis mitigée, imperceptible, pour employer l'expression de Diday.

Moins bien établie semble la loi inverse qui veut qu'un enfant sain né d'une femme syphilitique, ne courre pendant les premiers temps de la vie extra-utérine, aucun danger d'infection, soit par l'allaitement, soit par les baisers de sa mère, si transmissibles que soient, en réalité, les accidents dont cette dernière est atteinte. Plus tard, au contraire, l'organisme se renouvelant par la croissance, l'enfant perdrait son invulnérabilité contre la syphilis. Il semblerait qu'il y ait là une sorte d'imprégnation atténuée ou de vaccination passagère. Quant à la durée de cet état réfractaire vis-à-vis de la syphilis, on n'a pu encore le déterminer nettement.

Infection au passage. — Niée et admise tour à tour, de récentes observations semblent l'avoir établie. Certes l'enfant recouvert d'un enduit gras protecteur, passe le plus souvent indemne à travers la filière pelvi-génitale, malgré les lésions contagieuses dont celle-ci peut être atteinte. Mais il est des cas probants, semble-t-il, où cette infection s'est produite.

Pour que ces faits d'infection au passage n'infirment pas la loi que nous avons précédemment énoncée, il faut faire ,à cette loi, cette restriction : elle n'est applicable que dans les cas où la syphilis de la mère remonte au moins aux premiers mois de la vie intra-utérine ; alors comme nous l'avons vu, l'enfant est susceptible de la part de sa mère, d'infection syphilitique.

L'infection au passage n'aurait lieu alors que dans les cas de syphilis toute récente de la mère, à la période du chancre, par exemple.

Il faut bien reconnaître cependant qu'il plane encore des doutes sur tous ces faits.

Influence du père. — Il est un fait sur lequel tout le monde est d'accord. C'est le peu d'influence directe du père sur le fœtus.

De très nombreuses observations établissent qu'un père, alors qu'il est en pleine poussée secondaire, procrée dans la plupart des cas des enfants absolument sains, pourvu naturellement que la mère elle-même soit restée indemne. Les statistiques d'Œwre (de Christiania), de Fournier, le prouvent surabondamment.

Mais de là à dire que jamais, dans aucun cas, l'influence du père seul ne peut déterminer la syphilis héréditaire chez l'enfant, il y a loin.

On cite des cas où des enfants syphilisés sont nés d'un père syphilitique et d'une mère saine.

Il est vrai qu'on peut invoquer du côté de la mère cette sorte de syphilis mitigée, imperceptible, dont parle Diday, et qui nous a déjà servi à interpréter la loi de Colles.

Mais si l'interprétation véritable de ces faits était celle-ci, comment expliquer ceux qui suivent? Certains pères syphilitiques se plaignant de ne pouvoir procréer d'enfants sains, ou de voir leur femme avorter, sont soumis à un traitement intensif et ne tardent pas à procréer des enfants parfaitement sains.

On le voit donc, la question est encore loin d'être nettement tranchée, et on trouve pas mal de contradictions dans toute l'étiologie de la syphilis héréditaire.

Reste la question posée par Diday et résolue par l'affirmative, par Blachwod : « Un enfant procréé sain de père et de mère, peut-il être infecté si, pendant la grossesse, la mère a des rapports avec un homme vérolé, alors même qu'elle reste indemne? ». Mais les observations apportées sont trop peu nombreuses pour qu'on puisse la trancher.

Influence du fœtus sur la mère. — A propos de la loi de Colles, nous avons dit qu'il devait, dans tous les cas de syphilis héréditaire, y avoir contamination véritable ou tout au moins mitigée, imperceptible, sorte de vaccination maternelle. Or, si dans la plupart des cas, cette contamination se fait du mari à la femme, puis de la mère au fœtus, ne pourrait-elle pas, dans certains cas particuliers, provenir du sperme impur fécondant l'ovule et passer ainsi non pas de la mère au fœtus, mais du fœtus à la mère? Dans ces cas, cette influence se borne le plus souvent à produire chez la femme une sorte de vaccination, d'irréceptivité, mais, dans d'autres cas, elle suffirait à faire naître une infection réelle avec accidents secondaires, en tout semblables aux infections ordinaires, n'était l'absence de l'accident primitif. Cette syphilis par conception qui apparaîtrait vers le 65e jour pourrait parfois être le résultat d'une grossesse de très peu de durée ; de là, les véroles nées sans chancre, avec coïncidence d'avortement à la suite d'un retard à peine marqué.

Il semble que, dans cette sorte de syphilis par conception, les symptômes soit toujours plus ou moins affaiblis, comme si le virus en traversant le filtre placentaire était en partie atténué.

ÉPOQUES D'APPARITION. SYPHILIS HÉRÉDITAIRE TARDIVE

Tout le groupe des lésions viscérales ou squelettiques de la syphilis héréditaire passent d'ordinaire inaperçues. Ce ne sont donc que les lésions tégumentaires qui se décèleront chez le sujet vivant. Or, ces lésions font d'ordinaire leur apparition vers le troisième mois. Mais il arrive que ces manifestations sont beaucoup plus tardives. Au bout de quinze, seize mois, on peut les voir apparaître. Souvent, on voit survenir dans la seconde enfance, et même à l'âge adulte des accidents qui n'avaient jamais été précédés d'autres accidents manifestes. Ces accidents intéressent le plus souvent la face, la muqueuse des fosses nasales, le pharynx.

Dans ces cas de syphilis tardive, il semble que la puberté provoque, chez les jeunes filles surtout, ces manifestations (Augagneur). Les traumatismes, certaines maladies graves, semblent jouer le même rôle.

Ces manifestations de la syphilis héréditaire tardive ont nettement le caractère des accidents tertiaires. Ce sont des syphilides profondes, ulcéreuses, serpigineuses ou des gommes siégeant à la face, aux muqueuses des lèvres, à la langue, au voile du palais, au pharynx.

Les lésions squelettiques sont fréquentes aussi.

Pour que la nature de ces lésions soit nettement établie, trois choses sont indispensables, d'après Diday : d'abord, que les accidents soient bien nettement syphilitiques, puis, qu'il soit bien établi que le sujet n'a jamais, dans son existence, contracté la vérole, et que l'un des parents, au moins, a été en puissance de syphilis à l'époque de la conception.

Il est bien évident que ces conditions sont surtout nécessaires à établir quand il s'agit d'accidents syphilitiques héréditaires tardifs, n'ayant pas été précédés dans le jeune âge d'accidents nets de cette même syphilis héréditaire.

Signes. — Les lésions du placenta sont mal connues ; et pourtant, d'après des études récentes, elles ne feraient défaut en aucun cas de syphilis héréditaire. Le placenta n'est pas intéressé dans son entier, et c'est la moitié maternelle qui, le plus souvent, est atteinte.

Les lésions peuvent être localisées : endométrite placentaire gommeuse ou diffuse ; placentite interstitielle diffuse ; souvent les deux formes sont associées.

La gomme placentaire est d'ordinaire papuleuse ou condylamenteuse ; ou bien, ces néoplasmes sont implantés dans la partie libre de la caduque, et sont constitués par un tissu muqueux très vasculaire ; ou bien, ce sont des tumeurs dures, pénétrant comme des coins sous le tissu des cotylédons placentaires. Ces tumeurs gommeuses produites, comme toujours, par une hyperplasie des cellules conjonctives qui forment la charpente du placenta, finissent par étouffer les cellules propres du placenta qui subissent la dégénérescence granulo-graisseuse.

Les plaques étendues de substance grisâtre résistante constituent la forme diffuse scléreuse; les villosités s'épaississent alors, tandis que leurs vaisseaux sont étranglés peu à peu. La circulation se trouvant alors supprimée, la mort du fœtus peut en être la conséquence.

Au microscope, les villosités sont le siège d'une hyperplasie avec prolifération (déformation en massue d'Ercolain). Les parois des vaisseaux s'hypertrophient, tandis que les cellules subissent la transformation granuleuse ; alors que la lumière des vaisseaux est obstruée, les villosités s'atrophient.

Une autre conséquence de la syphilis héréditaire, d'après Bar, est l'hydramnios. Ce fait ne s'observe que chez les femmes à syphilis ancienne et dont le fœtus est contaminé.

DESCRIPTION DES LÉSIONS DE LA SYPHILIS HÉRÉDITAIRE

Lésions de la peau. — La roséole s'observe rarement, car elle est hâtive et éphémère (Trousseau, Diday). Cette éruption évoluant souvent par poussées est formée de taches luisantes, d'un rose cuivré ou de teinte saumon de forme lenticulaire qui, en s'unissant, forment des nappes à bords polycycliques. Elles ne disparaissent pas sous le doigt. Leur siège de prédilection est la paume des mains ; plus rarement, on les trouve au cou et à la face.

Il est à noter que, souvent, les lésions plus graves qui surviendront après, évolueront sur ce même terrain. Aussi, certains auteurs ont-ils donné à cet érythème le nom d'érythème précurseur.

On ne pourra guère confondre cet érythème qu'avec la rougeur déterminée en certains points (fesses, talons, etc.) par la compression ou la macération, ou encore avec l'érythème de l'athrepsie qui ne siège guère qu'aux bourses, au périnée, aux cuisses.

Cet érythème peut prendre l'aspect squameux. Il débute aux plis naturels des mains, aux paupières, au cou, pour s'étendre sans limites précises. La peau s'épaissit alors et se recouvre de squames blanches et sèches qui tombent et laissent à nu une surface de couleur cuivrée et lisse. Comme on n'observe ni cuisson, ni prurit, on ne pourra confondre cette forme avec l'eczéma ou le pityriasis rubra.

Papule. — La papule sèche cuivrée est rare. Elle apparaît sous forme d'une saillie plate, rosée, parfois violacée ou rouge sombre à laquelle Parot donne le nom de syphilide en plaque. Cet auteur fait remarquer qu'autour de la plaque qui forme une capsule, se trouve un bourrelet d'une épaisseur de plusieurs millimètres. Elle est surtout fréquente au visage, autour des orifices muqueux et au front où elle prend un aspect rugueux, lichénoïde.

La syphilide lenticulaire, un peu analogue au tubercule syphilitique, est constituée par des éléments hémisphériques, lisses, de teinte violacée, parfois excoriés et suintants et siégeant de préférence aux fesses.

La papule syphilitique que nous venons de voir, peut se compliquer d'ulcérations, aboutissant à des pertes de substance ou à l'hypertrophie papillaire ; c'est la pustule plate.

Plaque muqueuse. Condylome. — Les éléments éruptifs apparaissent d'ordinaire sous forme d'un pointillé rougeâtre, d'autres fois, recouverts d'une couche blanchâtre sécrétant un ichor fétide. Cette complication est favorisée par la macération des tissus souillés, chez les nouveau-nés, de toutes les sécrétions et excrétions. Les traumatismes, d'après Diday, joueraient aussi un rôle prépondérant. Parfois, ces syphilides siègent sur les lèvres et déterminent ces chancres mammaires malheureusement trop fréquents, transmis par les enfants aux nourrices qui les allaitent. Aux lèvres et à la face, elles laissent des traces indélébiles, et là, comme aux lèvres, se recouvrent de plaques croûteuses simulant l'impétigo ou l'ecthyma.

Aux points de séparation de la peau et de la muqueuse, se produisent le plus souvent de véritables fissures dont la réparation détermine une cicatrice linéaire indélébile.

Papulo-vésicule. — Ce genre d'éruption, un peu analogue aux éruptions sudorales, est constituée par une petite vésicule avec auréole d'un rouge cuivré, siégeant de préférence au front et aux surfaces palmaires et plantaires.

Papulo-bulle. Pemphigus. — On a invoqué bien des causes pour expliquer le pemphigus des nouveau-nés : mauvaise hygiène, altération de la nutrition. Certes, il existe (Roger, Ollivier, Rouvier, Parrot, Julien) une sorte de pemphigus, assez rare du reste, parfois épidémique et survenant vers le troisième mois après la naissance, dont l'éruption est constituée par un petit nombre de bulles pouvant siéger un peu partout, au cou, aux épaules, à la poitrine, etc., sans réaction sur la santé générale. Ce pemphigus n'est nullement spécifique. Mais il en est un autre bien plus fréquent, qui s'observe congénitalement chez les fœtus mort-nés, ou précoce, survenant dans les quinze premiers jours et siégeant aux surfaces plantaires et palmaires. Celui-là est nettement syphilitique. Il se développe chez des enfants dont les parents sont sûrement vérolés et l'on trouve le plus souvent à l'autopsie les viscères atteints de syphilômes.

Cette éruption débute par une teinte violacée de la peau, puis ce sont des tàches vineuses surmontés de petites vésicules confluentes qui augmentent de volume pour atteindre parfois les dimensions d'une pièce de deux francs.

Le contenu séreux, lactescent, devient jaune, verdâtre, puriforme parfois hémorrhagique. Au bout de 24 ou 36 heures, la bulle se crève et se dessèche; une croûte se forme sur l'ulcération ainsi produite dont le fond est rouge, livide, bourgeonnant, parfois comme tapissé d'une fausse membrane. Bientôt l'enfant se nourrit mal, dépérit et meurt, à moins que le traitement efficace quelquefois n'entraîne la guérison.

Cette affection grave, l'est pourtant d'autant moins que son apparition est plus tardive.

Papulo-pustule. — Analogue à l'impétigo vulgaire, la papulo-pustule syphilitique se distingue par l'épaisseur de ses croûtes brunes ou d'un vert foncé ; au dessous de la croûte, il existe une ulcération profonde, déterminant une cicatrice et non pas une simple érosion : de plus, la peau infiltrée, épaissie, forme autour des pustules une aréole violacée caractéristique.

L'acné ne présente rien de particulier. Quant à la pustule ecthymatoïde, elle siège de préférence aux membres inférieurs, à la face, aux menton.

Tubercule-gomme. — Rare chez le nouveau-né, il peut affecter la forme profonde (syphilis nodosa de Rinecker), la forme végétante de Van Berlingen, ou la forme perforante ou térébrante de Cazenave.

Le tubercule est d'une nodosité ronde, mamelonnée, dont les éléments se ramollissent et se détruisent, déterminant une sécrétion sanieuse abondante qui se concrète.

L'ulcération peut ensuite devenir phagédénique.

Gomme. — La gomme circonscrite, apparaît sous forme de tumeur mousseuse, fluctuante, recouverte d'une peau violacée, amincie.

Cette gomme, comme aussi les tubercules

que nous venons de voir, prend volontiers la forme ulcérative dans les cas de syphilis héréditaire tardive.

On la rencontre souvent à la face et, en général, au pourtour de tous les orifices. La région temporale est particulièrement vulnérable.

Une ulcération arrondie à l'angle externe de l'œil, est un indice presque certain de syphilis ; les bords d'ordinaire en sont décollés, cuivrés, à fond sanieux et blafard, laissant une cicatrice blanche (Aubert et Roussel).

Lésions des ongles. — Souvent les ongles sont atteints dans la syphilis héréditaire. C'est ainsi que, dans l'érythème squameux, les ongles sont cernés d'une auréole rouge, tandis que la lame cornée est striée longitudinalement. Les couches cornées de nouvelle formation sont irrégulières.

Cette onyxis sèche amène souvent la chute de l'ongle ; un autre repousse qui subit les mêmes altérations.

Quant à l'onyxis ulcéreuse (pustule unguéale des anciens), elle ne diffère guère de celle des adultes.

Lésions des muqueuses. — Aux plis anogénitaux, les plaques muqueuses sont fréquentes. De teinte rouge vif au début, elles se recouvrent souvent plus tard d'exsudats diphtéroïdes. Aux lèvres, ce sont des fissures profondes intéressant le derme, ce qui détermine des cicatrices blanches indélébiles. A la longue, ce sont de petites plaques lisses, entourées d'un bourrelet saillant. Cet organe peut aussi être le siège de glossopathies ulcéreuses à exsudat gélatineux verdâtre et transparent.

Il est une lésion particulière qui, pour Paletta et Monteggia, aurait une importance capitale au point de vue du diagnostic de la syphilis héréditaire ; c'est l'accident connu sous le nom de pustule au palais ou à la langue. Cette pustule est précédée d'un érythème vif, brillant et permanent auquel succède une ulcération blanc jaunâtre, lardacée, à fond lisse, survenant dès la première semaine.

Parrot nie formellement la nature syphilitique de cette lésion et en fait simplement un symptôme de l'athrepsie.

Lésions des fosses nasales. — Rarement les os du nez sont intéressés. Fréquemment, au contraire, la pituitaire est atteinte ; et cela si précocement que le coryza existe même à la naissance.

C'est un léger gonflement avec rougeur, accompagné de fissures sur les ailes du nez. La secrétion est abondante. D'abord séreuse, puis purulente, souvent accompagnée d'épistaxis abondants. L'écoulement de ces sécrétions irrite les ulcérations des bords des narines déterminant des croûtes d'une grande épaisseur. La respiration en est gênée et se fait avec bruit, et cette impossibilité de respirer par le nez gène la succion au point que l'enfant peut en arriver à ne peut plus pouvoir téter.

Au point de vue anatomo-pathologique, la lésion consiste en un gonflement de la muqueuse avec enduit diphtéroïde à la surface. On peut y observer soit des tâches rouges soit des ulcérations à fond rouge et bourgeonnant qui rarement atteignent la charpente osseuse.

Ces ulcérations peuvent gagner l'oreille moyenne en suivant la trompe d'Eustache.

Dans la *syphilis héréditaire tardive*, il existe des *ulcérations pharyngo-buccales* qui présentent les plus grandes analogies avec les lésions de la scrofule.

Mais ce qui caractérise la lésion syphilitique, c'est d'abord son début par les amygdales et les piliers, puis la langue et l'épiglotte. La scrofule, au contraire, n'atteignant guère que le voile du palais.

Les bords de l'ulcération syphilitique sont en

plus taillés à pic; tout autour, la muqueuse est enflammée et d'un rouge sombre, tandis que dans l'ulcération scrofuleuse, les bords sont amincis, décollés, et la muqueuse, envahie par une teinte livide, est gonflée et bosselée.

Lésions du larynx. — Beaucoup d'enfants syphilitiques naissent avec une voie enrouée, éraillée, semblable au son d'une trompette d'enfant (West). Ces symptômes sont dus, soit à de l'inflammation simple de la muqueuse, soit à des érosions ou des ulcérations.

La *syphilis tardive du larynx* est en tout analogue à la syphilis acquise. Il en est de même de la trachéite syphilitique.

Lésions de la muqueuse intestinale. — Les deux formes scléreuse et ulcéreuse se rencontrent sur l'intestin siégeant d'ordinaire au niveau des plaques de Peyer. Tantôt les lésions intéressent seulement la muqueuse. De faible étendue, à bords à pic, à fond lardacé, avec tout autour une collerette d hyperhémie, elles sont comparables à des plaques muqueuses (Jürgens).

Parfois la lésion envahit la tunique musculeuse, parfois aussi toutes les tuniques à la fois. La perforation a pu être observée un certain nombre de fois. Une complication commune à toutes ces formes est une inflammation catarrhale de la muqueuse au pourtour qui amène une diarrhée tenace.

Lésions des yeux et des oreilles. *Kératite interstitielle diffuse.* — Chez certains enfants, de 6 à 15 ans d'ordinaire, survient une kératite avec opacité de teinte bleu grisâtre, localisée le plus souvent au pôle de la cornée et dans les couches sous-épithéliales.

A l'éclairage oblique, on perçoit un grand nombre de petits points plus ou moins foncés qui donnent à la cornée un aspect granité. L'affection est éminemment torpide et évolue d'un point à un autre si bien que certaines parties sont guéries, alors seulement que d'autres commencent à être envahies.

Autour de la cornée, il existe pourtant une injection périkératique avec néoformation d'un réseau vasculaire qui empiète progressivement sur la cornée.

Les symptômes subjectifs ne se traduisent guère que par de la photophobie et un peu d'obscurcissement de la vue. Au microscope, on trouve des altérations de kératite parenchymateuse, avec gonflement et infiltration granulo-graisseuse du tissu cornéen.

Alors que, jusqu'à lui, cette lésion avait été considérée comme une affection liée à de l'anémie occasionnée par la scrofule, le lymphatisme ou la syphilis, Hutchinson voulut en faire une lésion purement syphilitique. Il démontra même, en effet, que, dans la grande majorité des cas, ces altérations s'accompagnent de déformations spéciales des dents et de lésions auriculaires que l'on doit rattacher à la syphilis héréditaire. Cette triade d'Hutchinson est généralement admise.

L'iritis, la choroïdite, la rétinite, les lésions du cristallin sont des accidents fort rares.

Troubles de l'audition. — L'un des trois symptômes de la triade d'Hutchinson, les troubles de l'audition existeraient dans un neuvième des cas.

Il ne s'agit pas ici des lésions secondaires qui peuvent être dues à la propagation d'ulcérations de voisinage envahissant la trompe d'Eustache, par exemple, mais bien des lésions primitives, telle l'otite moyenne suppurée.

Ces lésions surviennent dans la seconde enfance sans phénomènes aigus, sans douleur ; seule apparaît une sécrétion purulente qui s'écoule par une ou plusieurs perforations du tympan.

Parfois, il y a destruction de la membrane qui tapisse l'oreille moyenne et nécrose les osselets.

La cophose survient à l'époque de la puberté par poussées successives correspondant aux époques menstruelles; la surdité se fait plus complète de jour en jour, accompagnée de signes subjectifs, vertiges, battements. Il n'y a pas de lésion anatomique apparente; peut-être s'agit-il de lésion du labyrinthe, comme le voudrait Kipp.

Seul, le traitement mercuriel, dans quelques cas rares, a pu enrayer le mal sans le guérir.

Lésions osseuses. — C'est à Parrot que l'on doit l'étude approfondie de ces lésions qui sont fondamentales dans la syphilis héréditaire.

Lésions des os du crâne. Ulcérations ou ostéophytes. 1° *Ulcérations.* — Comme toujours, on en observe deux formes : circonscrite ou diffuse.

La forme circonscrite consiste en des érosions de la table externe siégeant de préférence au niveau des sutures. Ce sont des érosions taillées à l'emporte-pièce, comblées par un tissu gélatiniforme, formant un vernis jaunâtre.

Dans la forme diffuse, on dirait qu'il y a exagération de la porosité de l'os. La surface semble rongée par les mites. Ces lésions se produisent de l'extérieur à l'intérieur et sur le côté du crâne opposé au décubitus. Il sera donc facile de les différencier de ces pertes de substance athrepsique, taillées en biseau de l'intérieur à l'extérieur siégeant aux points rendus déclives par le décubitus et dues à la pression de l'encéphale sur les parois crâniennes.

2° *Ostéophytes.* — Les sièges de prédilection des ostéophytes sont les concavités du frontal, la partie antérieure des pariétaux, le bregma.

Plusieurs mois, plusieurs années après la naissance, le crâne est envahi par des nappes diffuses d'un tissu ostéoïde, poreux, hérissé de travées perpendiculaires à sa surface. Ces ostéophytes, épais au centre, diminuent progressivement vers les bords.

Leur consistance peut être dure, ou au contraire spongieuse, laissant sourdre un suc à la pression.

Il arrive que les ostéophytes en se développant de chaque côté des sagittales et frontales qui restent intactes, déterminent sur les parties latérales une saillie de plus en plus prononcée. Le crâne prend alors la forme de fesses, d'où le nom de *crâne natiforme* que lui a donné Parrot.

C'est là un symptôme caractéristique.

Anomalies de développement. — Il arrive que, par suite de la soudure prématurée des os du crâne, celui-ci ne peut s'accroître et permettre à l'encéphale de se développer. Un grand nombre de microcéphalies et d'idioties relèvent de ce cas.

Par contre, il arrive que les os se fragmentent, l'occipital, les pariétaux se divisant en un certain nombre de parties. Il n'est pas absolument prouvé que ce soit là une lésion syphilitique.

Lésions des os du tronc et des membres. — Ce sont les os longs qui sont le plus souvent atteints, puis les os plats, les os courts et les vertèbres.

Les altérations comprennent quatre variétés :

1° *Périostogénèse.* — A la surface de l'os, se développe une substance ostéoïde, poreuse, plus friable que l'os vrai et s'en distinguant, du reste, par la direction de ses fibres perpendiculaires à la surface de l'os. Tout autour, le périoste épaissi forme à cette substance une enveloppe fibroïde.

2° *Médullisation.* — Lorsque la lésion est ancienne, on voit entre l'os vrai et la substance de nouvelle formation, se creuser des sortes de rigoles longitudidales séparées par des couches concentriques de tissu compact. Ces pertes de substance peuvent envahir tout le tissu osseux et entraîner sa disparition complète ; c'est alors que surviennent fréquemment des fractures.

3° *Chondro-calcose.* — Sur un os normal, au niveau du cartilage épiphysaire, une couche bleuâtre de quelques dixièmes de millimètres, c'est la couche spongoïde de Broca, chondro-calcaire de Parrot. Dans la syphilis héréditaire, cette couche subit un notable épaississement, devient irrégulière et dentelée du côté du cartilage et prend une teinte d'un jaune crayeux.

Du côté du tissu spongieux, elle pousse des prolongements encore plus considérables.

4° *Transformation gélatiniforme.* — On voit, dans certains cas, le tissu osseux normal ou pathologique, se transformer en une bouillie jaune sucre d'orge. C'est surtout le tissu spongieux des extrémités de la diaphyse qui est atteint. Seule, la couche chondro-calcaire persiste. On conçoit donc que les fractures qui se produiront alors, se feront entre la couche chondro-calcaire et le tissu spongieux, ce qui ruine l'ancienne croyance du décollement épiphysaire.

Certaines pseudo-paralysies ne sont autres que des fractures.

Les *os plats* offrent à peu près les mêmes altérations que celles que nous venons d'étudier sur les os longs. Aux côtes, le siège de la lésion est d'ordinaire à l'union des deux tiers postérieurs avec le tiers antérieur ; ce sont les côtes vraies qui sont de beaucoup le plus atteintes. On observe une ligne de fracture dirigée transversalement et formée de fines dentelures qui s'engrènent. Les extrémités sont d'un blanc sale, sans aucune trace d'inflammation : la pression détermine l'écoulement d'un peu de sang et d'une substance médullaire jaunâtre, gélatineuse. L'os, dans ses parties avoisinantes, est altéré et son tissu compact semble formé de feuillets distincts superposés.

D'ordinaire, la fracture porte seulement sur l'une des faces de la côte, d'ordinaire l'interne. Sur cette face, le périoste est épaissi et il y a formation d'un tissu ostéoïde.

Julien donne une description détaillée de l'os « à manchon ostéotyphique ».

A première vue, l'os sain paraît plus compact que le tissu de nouvelle formation. Les espaces médullaires y sont beaucoup plus vastes ; les fibres osseuses au lieu d'être parallèles à l'axe de l'os, y sont transversales ; les ostéoplastes sont de dimension exagérée. Dans les espaces médullaires, les vaisseaux sont très développés. Les chondroplastes sont énormes et chargés de graisse. Pas de vaisseaux dans la couche chondro-calcaire, ce qui explique le retard de l'ossification.

Les amas gélatiniformes sont formés de vaisseaux, de débris de cellules médullaires et de graisse.

Les *troubles fonctionnels* dus à ces lésions osseuses sont variables.

Valleix déjà avait signalé l'inertie du bras chez un nouveau-né syphilitique ; puis Daniel Mollière parla de déformations de la main.

Mais ce fut Parrot qui, le premier, décrivit avec détails cette inertie particulière, cette absence de mobilité des membres sans paralysie de la sensibilité : les bras sont pendants le long du tronc et en pronation ; les jambes pendent et oscillent quand on soulève l'enfant.

Les articulations sont tuméfiées, fluctuantes, et souvent très douloureuses.

Nous venons de parler des manifestations héréditaires de la syphilis chez le nouveau-né. Il nous faut parler aussi des manifestations plus *tardives* qui peuvent atteindre le syphilitique héréditaire plus ou moins longtemps après la naissance.

Au dire de Lannelongue, ces manifestations osseuses ont pour première particularité leur *multiplicité même* : tibia, cubitus, radius, fémur, humérus, métacarpiens peuvent être pris en même temps. Elles coexistent, du reste, le plus souvent, avec des déformations antérieures, de pseudo-rachitisme, nouures, irrégularités, etc.

Le mal a pour siège habituel la région des diaphyses voisine des épiphyses.

La lésion porte sur une grande étendue.

Enfin l'*absence de retentissement sur les ganglions* et l'*intégrité viscérale* permettent d'éliminer la scrofule.

On se trouve le plus souvent en présence de périostoses ou hyperostoses. Tout le segment malade est augmenté de volume (Julien); ou bien il s'agit d'une tumeur noueuse, localisée, une sorte d'exostose, pouvant se manifester, si elle n'est pas visible par des signes de compression. La terminaison naturelle est la nécrose, la suppuration osseuse avec élimination de séquestres,

Sur la voûte palatine, le crâne et le sternum les gommes circonscrites sont fréquentes, et deviennent rapidement destructives.

Les hyperostoses, les ostéomyélites de l'enfance s'accusent surtout par de la douleur nocturne qui précède le gonflement de plusieurs mois.

Syphilis et rachitisme. — On peut voir par ce qui précède de l'étude des lésions osseuses de la syphilis héréditaire qu'elles présentent pas mal d'analogies avec les lésions de rachitisme.

Aussi Parrot s'est-il cru permis de dire : « Le rachitisme est un accident de la syphilis ; pas de rachitisme sans vérole ».

Se basant sur des données historiques qui rapportent l'apparition de ces deux maladies à peu près à la même époque sur desanalogies puisées dans l'anatomie pathologique, cet auteur ne tarda pas à étayer sa théorie de signes cliniques qui lui parurent probants. Chez les rachitiques, disait-il, on retrouve des érosions dentaires, des restes d'ulcérations, et des cicatrices permettant de reconstituer le diagnostic rétrospectif de la syphilis héréditaire.

Julien s'élève contre cette interprétation des faits. Pour lui, tous les faits cités plus haut ne sont que des présomptions et la concordance historique ne prouve rien. Les expériences d'Heitzmann et de Wagner qui, par l'administration continue d'acide lactique ou de phosphore, arrivèrent à déterminer artificiellement du rachitisme chez certains animaux prouvent qu'on peut être rachitique sans syphilis. Au point de vue anatomo-pathologique, Julien fait remarquer avec Kassowitz que les analogies ne sont qu'apparentes.

Quant à la clinique, elle prouve surabondamment, d'après lui, que bien des parents non syphilitiques donnent naissance à des enfants rachitiques. C'est aussi l'opinion de Demme, de Cazin, de Girard et de bon nombre d'autres auteurs.

Le traitement enfin n'est pas le même. Tels sont les arguments fournis sur la question.

Lésions des Dents. — Hutchinson, le premier, a appelé l'attention sur certaine déformation (*érosion semi-lunaire*) qui, lorsqu'elle porterait sur les incisives médianes supérieures constituerait un signe absolu de syphilis héréditaire.

Parrot alla plus loin. Il soutint que l'influence de la syphilis serait la cause essentielle et unique des érosions dentaires.

Tout en admettant que, souvent, on constate la syphilis chez les parents des sujets à dents mal formées et que même souvent ces sujets sont atteints de syphilis héréditaire ; tout en reconnaissant l'importance de la *triade d'Hutchinson*, Julien fait remarquer que, pour Magitot, la signification syphilitique des érosions n'a pas de valeur; souvent on a vu des sujets atteints d'érosions dentaires contracter la syphilis.

Il en arrive à cette conclusion, que tout désordre profond, toute maladie grave peut engendrer des érosions dentaires. Il reconnaît pourtant que la syphilis doit occuper, dans ces cas, une place prépondérante.

Il nous faut maintenant étudier les diverses lésions qui peuvent atteindre les dents.

Et d'abord l'*érosion dentaire* : dont nous venons d'étudier l'importance. Elle se traduit par une perte de substance portant sur l'émail et sur l'ivoire qui sont interrompus.

On distingue : l'*érosion en cupule*, sorte d'excavation ; l'*érosion en facettes*, sorte de coup de lime usant la convexité de l'émail, l'*érosion en sillon* ou *atrophie dentaire sulciforme* de Parrot, et enfin l'*érosion en nappe* ou dents *en gâteau de miel* de Homes.

Parrot a signalé l'*atrophie cuspidienne*, sorte d'atrophie du sommet qui porte sur la première grosse molaire : l'extrémité libre de la dent apparaît irrégulière, hérissée d'éminences rugueuses.

Sur les canines, on peut trouver une brèche en forme d'Y ; sur les incisives des dentelures, un aplatissement antéro-postérieur, enfin l'échancrure semi-lunaire en coup d'ongle (dents d'Hutchinson proprement dites).

On a signalé encore un *retard général* dans le développement de la dentition, des cas de *microdentisme* et d'*amorphisme* complet.

Lésions musculaires. — On a signalé des cas douteux de *lésions musculaires* portant surtout sur le sterno-mastoïdien. La chose, en tout cas, est fort rare.

Lésions viscérales. — Au *cœur*, Parrot a signalé des lésions comparables comme aspect aux gommes pulmonaires.

Quant au système lymphatique, Doyen soutient contre Parrot qu'il peut être hypertrophié en masse et il en fournit quelques exemples.

Des travaux de Depaul, puis de Ranvier, Virchow, Lancereaux, etc., il résulte qu'on peut, chez le nouveau-né, observer deux formes.

Dans la première forme, chez les enfants qui n'ont pas encore respiré, les poumons sont lourds et leur surface présente des bosselures, masses grisâtres ramollies ou non.

Dans l'autre forme, on observe des indurations diffuses, véritable hépatisation, le parenchyme est alors dur et de coloration blanche (*hépatisation blanche*). C'est à la surface des parties déclives que se trouve la lésion.

L'altération microscopique dominante, dans ces cas là, est l'hyperplasie du tissu conjonctif. Toutes ces lésions sont graves.

Les *lésions du foie* ont une bien plus grande importance.

Gubler, Wagner, Boerensprung, Diday et Parrot les ont particulièrement étudiées.

Très fréquentes, elles débutent dès les premiers temps de la vie intra-utérine.

L'enveloppe de l'organe est, d'ordinaire, dépolie, épaissie, avec plaques fibreuses disséminées. Souvent de petits grains blancs sont parsemés à sa surface.

Le foie est plus gros : au lieu de constituer, comme il le fait normalement chez le nouveau-né, la vingt-cinquième partie du corps, il en représente parfois la quinzième et même la douzième partie (Julien).

Dans la *forme circonscrite*, on observe de petites tumeurs jaunâtres, véritables masses gommeuses.

Dans la *forme diffuse*, ce sont des grains de semoule disséminés principalement aux environs du bord tranchant du foie et du lobe de Spigel. La lésion porte surtout sur le stroma. A la coupe, le parenchyme est dur, élastique ; sa couleur, uniforme, ressemble à celle de la *pierre à fusil* (Gubler).

Les *symptômes* de semblables lésions sont avant tout de l'amaigrissement, une teinte jaune terreuse, des vomissements, du ballonnement de l'abdomen, de la diarrhée ou de la constipation, mais pas d'ictère.

Ces lésions entraînent souvent la mort par troubles gastro-intestinaux ; elles peuvent pourtant guérir.

Nous ne nous étendrons pas sur les lésions rares signalées au thymus, aux capsules surrénales, au pancréas, au testicule et à l'ovaire.

Les *altérations de la rate* présentent une plus grande importance. Il s'agit d'ordinaire de *périsplénite* généralisée ou circonscrite. La surface de l'organe est dépolie et on y observe de petits îlots cicatriciels blanchâtres. Le volume et le poids sont augmentés. On devra, comme le dit Julien, s'efforcer de distinguer cette lésion syphilitique des lésions paludéennes fréquentes chez le nouveau-né et de la rate leucocythémique ; l'absence, dans ce cas, de lésions du squelette lèvera les doutes.

Pronostic. — Le pronostic de la syphilis héréditaire est grave. Un grand nombre d'enfants succombent. Les autres gardent indélébiles les stigmates de leur diathèse.

Fournier les a dépeints d'une façon magistrale !

Ils sont petits, maigres, la teinte du visage est grisâtre et terreuse. Le front est large, proéminent, les pommettes sont écartées, le nez camard, épaté, l'œil éteint. Le coronal présente deux bosselures latérales. Ajoutons à cela, la déformation natiforme du pariétal et enfin l'asymétrie fréquente. Heureux encore, quand par suite de lésions oculaires, ou auriculaires, le malheureux enfant ne reste pas sourd et aveugle !

Que penser après un tel tableau, des misérables, qui, contre l'avis de leur médecin, n'hésitent pas à se marier, et à procréer de semblables martyrs !

D'ailleurs, le tableau n'est pas toujours aussi sombre, et L. Jacquet entre autres, a fait remarquer que certains enfants syphilitiques ont conservé belle apparence.

TABLE DES MATIÈRES

—

SYPHILIS TERTIAIRE

Pages

Anatomie, pathologie et histologie 9

Syphilides pustuleuses résolutives 14
Syphilides pustulo-ulcéreuses. 14
Syphilides tuberculeuses 17
Syphilides tuberculo-ulcéreuses 19
Onyxis tertiaire 24
Évolution des gommes cutanées 24
Lésions du pénis 26
Lésions de la vulve, du vagin et du col utérin 28
Lésion de la langue 29
Syphilose pharyngo-nasale et syphilides gommeuses de ces régions. 37
Trachées et bronches. 49
Tube digestif. 52
Lésions du rectum. 55
Lésions des glandes mammaires 61
Lésions des glandes salivaires 63
Lésions des organes locomoteurs et des os . 64
Myosite syphilitique 81
Lésions articulaires 86
Lésions des bourses séreuses 91
Lésions des doigts 92
Lésions du cœur 95
Artères 97
Lésions du poumons 101
Lésions du foie 107

Lésions des glandes vasculaires sanguines . 112
Lésions des reins 114
Lésions du testicule 115
Prostate, utérus, ovaires 121
Organes sensoriels. 122

SYPHILIS MALIGNE

Étiologie 127
Syphilide pustulo-vésiculeuse. 129
Syphilide tuberculo-ulcéreuse 129
Syphilide tuberculo-ulcérante gangréneuse. 130

SYPHILIS QUATERNAIRE

Cachexie syphilitique. 131

SYPHILIS HÉRÉDITAIRE

Etiologie 133
Epoques d'apparition. Syphilis héréditaire tardive 139
Description des lésions de la syphilis héréditaire 142

SAINT-AMAND, CHER. — IMPRIMERIE BUSSIÈRE

Printed in Dunstable, United Kingdom

91219471R00100